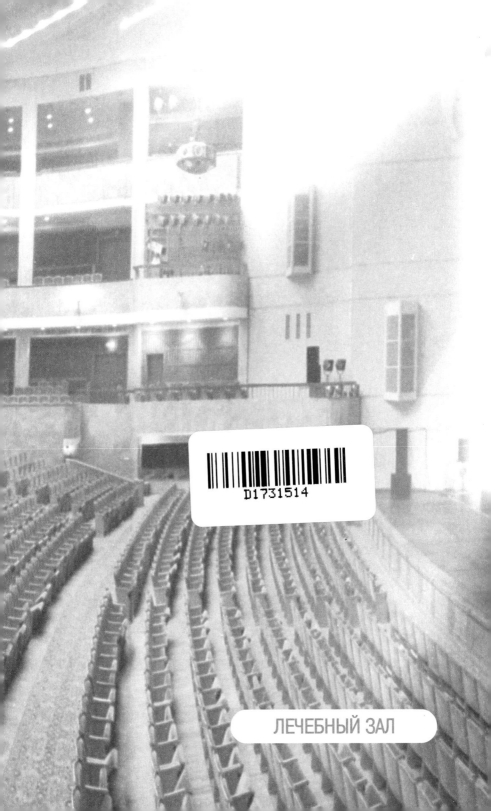

ЛЕЧЕБНЫЙ ЗАЛ

О целительных буклетах.

Обращение к читателю

Дорогой мой человек!

Высочайшая эффективность лечебных буклетов
привела к тому, что в Москве, на Украине, в Германии
и других странах Европы появились поддельные «буклеты»,
представляющие собой простые листочки бумаги
с моим изображением, которые продаются,
в том числе, в книжных магазинах.
Обращаю внимание, что буклет оказывает лечебное воздействие
не потому, что на нем изображен я — Доктор Коновалов, а потому,
что в процессе проводимой мною трудоемкой и длительной работы
этот листочек обретает способность вызывать потоки
животворящей и чудодейственной Энергии Сотворения.

Помни, что буклеты можно приобрести исключительно
в моем Центре в Санкт-Петербурге
тел. (812) 233-10-02 (может быть изменен), 178-76-49
и у моего представителя в Одессе
тел. (048) 743-35-86, 733-85-31.

Доктор С. С. Коновалов

Предупреждение

Целительный Дар Доктора не может быть передан никому.
Поэтому Доктор не имеет ни учеников, ни школ.
Если на вашем пути встретится человек,
представляющийся учеником Доктора, помните,
что это очередной обман.

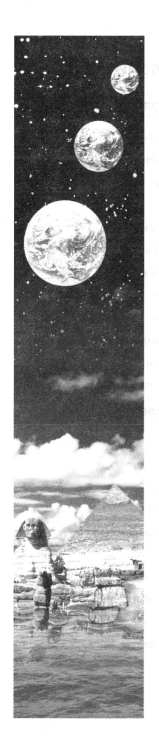

С.С. КОНОВАЛОВ

КНИГА, КОТОРАЯ ЛЕЧИТ

ДИАЛОГ С ДОКТОРОМ

Часть 1

УЧИМСЯ ВЫЗДОРАВЛИВАТЬ

ИНФОРМАЦИОННО-ЭНЕРГЕТИЧЕСКОЕ УЧЕНИЕ

Санкт-Петербург
«ПРАЙМ-ЕВРОЗНАК»

Москва
«ОЛМА-ПРЕСС»
2004

ББК 53.31
УДК 615.874
   К 64

Коновалов С. С.

К 64   Диалог с Доктором. Часть 1. Учимся выздоравливать. —
СПб: «Издательство «ПРАЙМ-ЕВРОЗНАК», 2004. — 256 с.

ISBN 5-94946-017-0

Новая книга Сергея Сергеевича Коновалова, которую вы держите в руках,
являет собой продолжение разговора Доктора с заочным пациентом. В своих
многочисленных письмах люди пишут о результатах своего лечения, задают
различные вопросы, рассказывают о своих жизненных проблемах. Наиболее
важные и интересные вопросы и темы ложатся в основу книг, одна из которых перед вами. Кроме того, в книге, как всегда, приведены примеры
выздоровления очных и заочных пациентов Доктора, а также опыт их взаимодействия с Энергией Сотворения.

Напоминаем, что любая книга серии «Книга, которая лечит» С.С. Коновалова
обладает целительной силой и является «Знаком Призыва» Энергии
Сотворения, необходимой для заочного лечения. В связи с этим помните,
что с приходом в ваш дом этой Книги, вы имеете реальный шанс не только
избавиться от любого заболевания, но и... Впрочем, для того чтобы это
понять, необходимо изучить все книги информационно-энергетического
Учения, которое Доктор продолжает раскрывать перед своим читателем-
пациентом и в этой книге.

*Данная книга не является учебником по медицине.
Все рекомендации должны быть согласованы с лечащим врачом.*

**ДИАЛОГ С ДОКТОРОМ. ЧАСТЬ 1.
УЧИМСЯ ВЫЗДОРАВЛИВАТЬ**

Редакторы: *Е. Богатырева, М. Геркусова*

Корректор: *Л. Парамонова*

Подписано в печать 23.03.2004. Формат 60 × 90 ¹/₁₆. Печать офсетная. Усл. печ. л. 16.
Доп. тираж 7000 экз. Заказ № 1409.

«Издательство «ПРАЙМ-ЕВРОЗНАК». 191126, Санкт-Петербург, ул. Комсомола, д. 41

Заказ на печать размещен через издательство «ОЛМА-ПРЕСС Инвест»

129075, Москва, Звездный бульвар, 23, строение 10

Отпечатано с готовых диапозитивов в полиграфической фирме «Красный пролетарий».
103478, Москва, ул. Краснопролетарская, д. 16.

ISBN 5-94946-017-0

Содержание

ВМЕСТО ПРЕДИСЛОВИЯ

Мой нссостоявшийся читатель! Порой я вижу тебя так отчетливо, словно стою рядом... Вот ты проходишь вдоль книжных полок в магазине и наталкиваешься на серию моих книг «Книга, которая лечит». На твоем лице — недоумение, недоверчивая усмешка. В душе — возмущение. Иногда я даже слышу твои нелестные слова, брошенные в мой адрес. А случается, что ты «задет» настолько, что тебе не лень дозвониться в нашу справочную службу (это совсем непросто – телефоны там вечно «раскалены добела») и спросить с вызовом: «А почему это ваша книга так называется? Как это, скажите на милость, книга может лечить?»

Я вижу тебя, я знаю тебя, и мне искренне жаль, что наша встреча так и не состоялась. Жаль, что ты даже не осознаешь всей глубины своей трагедии. Да, да — именно трагедии! И дело не только и не столько в моих книгах, ведь в конце концов они могли бы называться по-другому — чтобы поменять название, большого ума и больших усилий ни от меня, ни от редакции не потребовалось бы. Я говорю о другом. О готовности каждого человека быть постоянно открытым перед восприятием и принятием всего нового, ведь оно всегда будет противоречить устоявшейся традиции и тем взглядам на мир, которые нам привили в семье, в школе, в вузе и т. п.

Я уже не раз говорил и писал в своих предыдущих книгах:

КАК ТОЛЬКО ЧЕЛОВЕЧЕСТВО БУДЕТ ДОВОЛЬСТВОВАТЬСЯ ИМЕЮЩИМИСЯ В ЕГО РАСПОРЯЖЕНИИ ЗНАНИЯМИ, КАК ТОЛЬКО ОНО ПЕРЕСТАНЕТ СТРЕМИТЬСЯ К НОВЫМ ОТКРЫТИЯМ, СЧИТАЯ СВОЙ ЗАПАС ЗНАНИЙ НЕЗЫБЛЕМЫМ И ПОЛНОСТЬЮ ОБЪЯСНЯЮЩИМ ЭТОТ ОГРОМНЫЙ И УДИВИТЕЛЬНЫЙ МИР — ОНО НАЧНЕТ СКАТЫВАТЬСЯ В ПРОПАСТЬ.

Это вовсе не значит, что любую абсурдную идею нужно принимать на веру и тут же пытаться внедрить ее в жизнь. Нет. Любая новая информация, любые новые идеи требуют проверки, тщательнейших исследований, анализа, выработки теоретического обоснования и т. д. и т. п. Но необходимо помнить, что все новейшие открытия, только благодаря которым свершались и будут свершаться прорывы в науке, всегда противоречат устоявшейся логике.

Человеческое общество очень консервативно. Оно способно на протяжении сотен, а то и тысяч лет лелеять свои заблуждения, свои ошибочные представления о мире, наполняя их все новыми и новыми фантазиями, подогревая собственную веру в эти фантазии.

Именно поэтому оно каждый раз противится переменам, отвергая даже то новое, что уже стало «вчерашним днем» передовой части науки и принесло пользу миллионам людей, воспользовавшихся этими знаниями и успешно применивших их в жизни.

«Книга, которая лечит». Не надо так сопротивляться, мой дорогой человек! Да, тебе пока непонятно. Да, я согласен с тобой, это кажется невероятным и противоречит твоему опыту, а может быть даже — логике всей твоей жизни. Ты привык, что есть книги — художественные, публицистические, специальные. Одни тебя развлекают, другие дают специальные знания, к третьим ты остаешься равнодушным. Но чтобы книга лечила — это, исходя из твоего опыта, невозможно! Ты это знаешь абсолютно точно! И ты уже готов сражаться за незыблемость своих представлений о Мире...

Я пишу это небольшое вступление не для того, чтобы завлечь тебя и «заставить» приобрести одну из моих книг. Я пишу это для того, чтобы сказать тебе: «Попробуй! Мир таит для тебя еще столько открытий! Если тебе сейчас очень трудно, если не ладится на работе, дома, если болезнь пришла к тебе, к кому-то из твоих родных или знакомых — возьми эту книгу. И она поможет тебе. Обязательно поможет. Не закрывайся, не отгораживайся, повторяя: «Да разве это возможно?» Просто возьми эту книгу и попробуй сделать свою жизнь здоровой и счастливой!

8 сентября 2002 г.

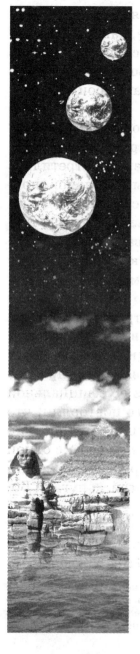

ОБРАЩЕНИЕ ДОКТОРА

Дорогой мой современник! Прежде чем ты начнешь входить в эту или другую мою книгу, а значит в Мир, в котором живу я и мои пациенты, запомни одно:

НИ ОДИН ЧЕЛОВЕК, ЖИВШИЙ И ЖИВУЩИЙ НА ЗЕМЛЕ, КАКИМИ БЫ СПОСОБНОСТЯМИ ОН НИ ОБЛАДАЛ, НЕ МОЖЕТ И НЕ ИМЕЕТ НИКАКОГО ПРАВА ПРЕТЕНДОВАТЬ НА ЗНАНИЕ ИСТИНЫ И УТВЕРЖДАТЬ, ЧТО ЯВЛЯЕТ СОБОЙ ЕЕ ИСТОЧНИК.

В своих книгах (и эта не является исключением) я стараюсь не просто рассказать человеку, которому близки мои взгляды на мироустройство, о Творении Мира Вселенной и человека, о здоровье, болезни и эволюции — я хочу через книги помочь ему выбраться из трясины любой беды. Я рассказываю ему, как я и мои дорогие современники — мои пациенты — преодолеваем тяжелейшие и страшные болезни, как мы возрождаем себя, обретаем смысл жизни и находим опору в этом мире, как противостоим тяготам и лишениям, как учимся любить и быть любимыми и как обретаем Веру в Бога, Творца через обретение Веры в себя и в людей, как строим Храм и входим в него*...

Сегодня нас немного — всего несколько миллионов, живущих в России и далеко за ее пределами. Завтра нас будут десятки и сотни миллионов. Мы встретились в этой жизни: я — врач, доктор и ты — больной, почти обреченный человек. Встретились потому, что ни ты, ни я не хотели молча наблюдать, как болезнь торжествует, с каждым днем отвоевывая себе все новое пространство, уничтожая тебя. Нам казалось, что враг у нас один — болезнь. И свой вызов мы бросили именно ей и только ей. Но оказалось, что наше самоотверженное противостояние болезни затронуло интересы тех, кто поддерживал ее, прислуживая у ее «алтаря». Оказалось, что есть и такие люди... Одни из них утверждали, что болезнь твоя неизлечима, яростно отрицая все наши успехи (я говорю об официальной доктрине медицины). Другие строго повторяли, что болезнь дана тебе Богом за твои грехи (я говорю о позиции некоторых деятелей церкви). Тебе, с одной стороны, подписывали смертный приговор, основанный на «научных знаниях», а с другой — пугали Богом.

До какой же глупости надо додуматься, чтобы утверждать, что ОТЕЦ может обречь свое ДИТЯ на болезнь за то, что оно ослушалось ЕГО! Нас болезнь объе-

---

* Храм в информационно-энергетическом Учении Доктора — это не некое здание с высокими стенами и золочеными куполами. Храм — это состояние Души человека, это гармония всех тел и Миров, входящих в организацию его организма. Читай книги Учения. — *Примеч. ред.*

динила, заставила повернуться лицом к себе и к Богу. Она всколыхнула в каждом человеке великие, глубинные силы, заложенные Творцом — Отцом нашим. И под шквалом нашего упорства и мужества болезнь стала отступать. Мы обрели и продолжаем обретать Знания (и земные, и неземные, приходящие к нам из Вселенной), которые помогают нам в этом сражении; мы используем все достижения современной науки — и все только для одного — для утверждения ЧЕЛОВЕКА и БОГА, для восстановления истинного, подлинного здоровья.

Сегодня, опираясь более чем на двенадцатилетний опыт нашего сражения, нашего Пути, я говорю: «Как мало мы знаем!» Но почему-то одаренные, усыпанные должностями и регалиями, еще вчера ищущие и сомневающиеся, а сегодня лишь констатирующие факты своего и чужого опыта ученые присвоили себе право утверждать, что есть истинно, а что — ложно. Кто дал им право утверждать, что Мир устроен согласно тем законам, которые открыли человечеству только мизерную, поверхностную его составляющую? Кто дал право тебе, ученому или религиозному деятелю, брать на себя смелость утверждать, что в жизни все происходит именно по тем правилам, которые усвоил ты, и по-другому быть не может?

Пусть погибают люди, умирая от боли, страданий и мук. Ты говоришь: «Это нормально!» только потому, что такая картина мира соответствует известным тебе законам — научным, церковным, сектантским. А самое главное (!) потому, что ты не знаешь, как вылечить этих людей, как помочь. Ведь болезней — тысячи. А людей — миллионы и миллионы. Ты даже осмеливаешься заявлять, что страдания и смерть —

это правильно, потому что человек живет во грехе и болезнь ему послана за его грехи. Я не знаю, кто ты и кто дает тебе право на такие заявления, но одно знаю совершенно точно — это обман, на который способен лишь человек, лишенный совести. Самый страшный грех — это нежелание поднять голову и посмотреть на звезды, заглянуть в бесконечность Неба. Самый страшный грех — лишить человека Веры и Надежды, тем самым уничтожив и раздавив его. Это ведь твои слова: «Пациент — бесперспективный: рак IY стадии с метастазами. Мы его выписываем. Забирайте домой!» А это — разве не ты сказал: «У вашей дочери слепота, и не стройте иллюзий. Она обречена: ей никто и ничто не поможет»?

Мне не давались слова таких беспощадных приговоров. Я не мог и не хотел говорить подобные вещи больным людям. А потому я снял белый халат, расставшись с ним без сожаления, как и с теми прописными врачебными истинами, которые заставляют такие приговоры подписывать. Я обратился к Господу... И Он мне помог. Со временем ко мне стали присоединяться ученые, разделяющие мое новое мировоззрение, и они поддержали меня. Сегодня я не один. Сегодня со мной не только мои дорогие и любимые пациенты, но и десятки и сотни ученых, которые поддерживают меня и помогают. Их имена хорошо известны в моей стране и за рубежом, и я горжусь тем, что они рядом со мной. Мы вместе вступили на путь познания нового и продолжаем его для того, чтобы утвердить венец Великого Творения Господа — Человека! Чувствуешь с нами родство — присоединяйся к нам. И помни — только через личный опыт, через испытания, через преодоление своих внутренних барьеров ты можешь выбраться из болота, в котором ты находишься и о существовании которого порой даже не подозреваешь, потому что оно не заставляет думать...

1019971; 21.03.1939 г.р.

«Здравствуйте, дорогой Сергей Сергеевич! Я,..., родился 21 марта 1939 года. Моя профессия: физика твердого тела. Я — доктор физико-математических наук, профессор физико-технического института им. А. Ф. Иоффе Российской Академии Наук, где работаю в настоящее время. К врачам не обращаюсь, посещал их только во время ежегодных профосмотров до 1992 года, а после этого прекратил контакт с традиционной медициной. Моим лечением занимается жена, и она стала причиной моего появления на Ваших сеансах. Приблизительно три года пью Вашу водичку и пользуюсь буклетами. Наметились заметные улучшения по многим диагнозам... Сейчас заканчиваю третью серию сеансов в лечебном зале. Я очень рад, что окунулся в атмосферу нашего Храма. Я присоединяюсь к той атмосфере, которая царит во время сеансов, и испытываю успокоение, прилив сил, и появляется вера в возможность положительных сдвигов в нашей жизни в плане здоровья!

Я по профессии физик-экспериментатор, но меня впечатляет Ваше эффективное лечение! Дай Бог Вам Здоровья, дорогой Сергей Сергеевич! Общий итог трех серий расцениваю как положительный!»

02.2002, г. Санкт-Петербург

А-019919; 1948 г.р., врач.

«Здравствуйте, дорогой Сергей Сергеевич! Родная Душа! С глубоким уважением к Вам и любовью. Я приехала из Московской области, работаю врачом в городской поликлинике. Посещаю первую серию Ваших сеансов.

Приезжаю на них через каждые три дня. Стремлюсь на сеансы с радостью. Усталости не чувствую как раньше, появилось хорошее спокойное настроение, уверенность, что все будет хорошо. В апреле 2002 года мне поставили диагноз: диффузный аутоиммунный токсический зоб, гипертиреоз, тяжелая форма; кахексия. Предложили лечение мерказолилом и радиоактивным йодом с последующим присосдипспием L-тироксина.

Я отказалась. Я не понимаю, как можно вначале «заблокировать» функцию щитовидной железы, а потом L-тироксином на протяжении всей оставшейся жизни поддерживать ее функцию. И вот, когда я отказалась от традиционного лечения и положилась на волю Отца Небесного, пришла ко мне информация о Вашей первой книге «Энергия Сотворения». Прочитав эту книгу, я поняла: «Это мой Доктор!» Потом приобрела и другие книги. После прочтения книги «Я забираю Вашу боль» в сердце появилось полное доверие к Вам, дорогой Сергей Сергеевич, единение с Вами, чувство родной Души. Я поняла — Отец Небесный мог доверить Великую Энергию Сотворения — Энергию Святого Духа — Человеку — Доктору, который не только имел бы искреннее, страстное желание помогать людям, но имел бы чистую душу, открытое сердце. И в сердце — Полное Доверие к Отцу Небесному, а значит, отсутствие страха и Вера в себя, в свои силы.

Как хорошо, что Вы есть! Что с радостью несете возложенную Отцом Небесным на Вас Великую Миссию. Вы очень правильно сказали, Сергей Сергеевич, что Вам не нужна реклама. Главное — Благая Весть! Да, это так; люди, которые приходят к Вам, приходят по Воле Отца, заслужив, выстрадав эту возможность, по своему осознанию, с Вашей доброй, сердечной помощью и своими силами восстановить утраченное здоровье, полюбить себя, свою Душу, Своего Ангела-Хранителя, поверить в свои Силы. Ведь это Главное! Вновь обрести крылья, полет Души, вдохновение.

Помогите и мне в этом! Примите меня в Ваш Храм. Благословите меня восстановить утраченное здоровье и нести Благую Весть дальше.

С любовью и глубоким уважением.»

12.08.2002, г. Дмитриев, Московская область.

У-019871; 27.02.1935 г.р.

«Дорогой Сергей Сергеевич! Бог послал мне Ваши книги около года назад. Это был СВЕТ среди той тьмы, в которой находилась моя душа. Единственной отрадой была молитва (особенно в церкви). Жила с ощущением, что так и дотяну до конца в гнетущей атмосфере неприязни мужа. Я даже улыбаться разучилась...И впереди — никакой цели, никакой надежды, серые будни и вспышки ненависти близкого немощного человека по каждому пустяку...

И вдруг — ВАШИ КНИГИ!!! Читала, будто пила живую воду. Плакала, ликовала, молилась...Ощутила такой поток любви к каждому человеку, а значит, и к себе! А какая ЦЕЛЬ появилась — прийти к финалу с чистой душой и влиться светлой капелькой в Мир Божий!!!...

Моим главным желанием было попасть хотя бы на один Ваш сеанс, чтобы увидеть, услышать, почувствовать... Мое заветное желание исполнилось! У меня абонемент на всю серию сеансов! Разве это не чудо?! И другое очень важное событие для меня. Еще в прошлом году муж попросил приобрести для него все Ваши книги. И с ним, как по волшебству, произошла метаморфоза — стал не таким раздражительным, исчезли вспышки ненависти. Правда, мое предложение приехать в Санкт-Петербург, чтобы хотя бы по очереди посетить Ваши сеансы, отверг. И вдруг без предупреждения приехал. Бог дал нам еще один абонемент на последние 6 сеансов...Так что и он — муж мой, которому на днях исполнился 81 год, увидел, услышал, почувствовал восторг!

Пожалуйста, примите меня. С огромной Надеждой, Верой, Любовью.»

08.2002, г. Киев

А-019918; 1.05.1938 г.р., профессор.

«Уважаемый Сергей Сергеевич! Заочно занимаюсь 8 месяцев. Начала заочное лечение в декабре 2001 года: информационно-насыщенная на буклете вода, буклет в комнате, под постелью, на истории болезни. Заочные сеансы каждый вечер, энергетическая зарядка 2 раза в день, по воскресеньям — заочный сеанс в 12.00—12.30 по местному времени. С марта месяца сеансы покаяния (нерегулярно). В результате к моменту приезда в Санкт-Петербург (с 23 июля 2002 года прошла полный курс очного лечения в двух лечебных залах в Центре Сергея Сергеевича) у меня на 60% исчезли проявления аллергического ринита, полностью ушел хронический бронхит и холецистит. Но самое главное: ушла главная проблема, которая не давала жить, — сидеробластическая анемия (низкий гемоглобин, тахикардия, отеки, слабость, ежемесячные, в течение года, вливания в условиях стационара эритроцитарной массы, от которой не становилось лучше — она просто продлевала жизнь еще на отрезок, измеряемый несколькими неделями). Сейчас этого нет, гемоглобин нормальный (124) и количество эритроцитов нормальное. Настроение отличное. Будто родилась второй раз. Появилась надежда на будущую жизнь, покупаю семена цветов, чтобы посадить на даче на будущий год.

Я понимаю, что занимаюсь еще слишком мало, чтобы говорить о полном выздоровлении, но те сдвиги, которые произошли в составе крови и которых не могли добиться с помощью самых дорогих и современных лекарств в течение прошлого года, вселяют надежду на то, что у меня будет время продолжить лечение, продолжить самопознание и принять новую идеологию, в центре которой — Человек, а не общество, массы, класс. Посетив Ваши сеансы, Сергей Сергеевич, я поверила, что и заочное лечение может быть эффективным, даже если я еще не все понимаю умом, зато принимаю сердцем. Перечитываю Ваши книги по многу раз, стараюсь не просто выполнять все советы и рекомендации, а понять и принять их всем сердцем. Благословите меня, пожалуйста, и спасибо большое. Не знаю, удастся ли приехать еще, но эту встречу сохраню в душе на всю оставшуюся жизнь. У меня не просто ушла главная проблема в смысле «ушла болезнь» — ушли отчаяние и безысходность...

Большое спасибо, уважаемый Сергей Сергеевич, за Вашу любовь к каждому из нас, за Ваш подвижнический труд и Веру в лучшее будущее здорового человека. С нетерпением ждем Ваших новых книг.»

19.08.2002, Казахстан, Алма-Ата

Данная книга продолжает, расширяет и дополняет книгу «Заочное лечение» и, вне всякого сомнения, очень нужна всем, кто продолжает борьбу с болезнью, используя самое сильное и эффективное на сегодняшний день «оружие» — информационные Поля Энергии Сотворения. За прошедшие полтора года я получил более 11 000 писем. Из них видно, что некоторые люди (примерно 30–35%), прочитав книги (или только одну из них) «по диагонали», остановив свое внимание в основном на выдержках из анкет моих пациентов, не разобравшись в сути проводимого лечения, тут же начинают атаковать меня многочисленными вопросами и просьбами о помощи. О вдумчивом, усидчивом изучении книг и планомерном лечении они даже не думают. Такие пациенты пытаются взвалить решение своих проблем на меня, не отдавая себе отчета в том, что лечение потоками Энергии Сотворения предполагает активное включение в борьбу с болезнью самого человека. Он должен осознать, что основа лечения — в собственном Преображении, которое начинается с осознания того, что болезнь, какой бы тяжелой она ни была, является следствием его собственных разрушительных действий по отношению к себе, к своему Миру, к своему организму. Если человек этого не понимает — я не смогу ему помочь. Если он остается в плену иллюзий, что болезнь есть следствие обычных причин, о которых говорят традиционные врачи, — он не встанет на путь заочного лечения.

В эти дни, когда я пишу данную книгу, продолжается очередной цикл лечебных сеансов. Это летние месяцы — июль и август, а потому ко мне приехали люди со всех концов Планеты — от Австрии до Канады, от Мексики до Сахалина, от Норильска до Сочи. И каждый новый пациент говорит примерно следующее: «Где только не был со своей бедой, везде ответ один и тот же: ничем помочь не можем, Ваше заболевание не лечится...» Думаю, все запомнили рассказ одной пациентки из Приморского края: «Он, профессор, мне и говорит: «Марья Ивановна! Плюнь мне в лицо — ничем помочь не могу. Разве что операцию...и то без гарантии». Я стала заниматься заочными сеансами с 1999 года. И вот приехала к Вам, Доктор. И здорова сейчас процентов на 80». А сколько моих пациентов приводят в шок, в частности, немецких врачей: «Я приехала к Вам из Германии в мае 2002 года. У меня рак с метастазами в кости позвоночника. Ходила уже в корсете для шеи и для спины. Врачи сказали, что делают все, что могут. Но помочь уже не в состоянии — болезнь захватила все, что только могла... И вот после лечебного цикла в мае-июне я приехала домой и пошла на контрольный осмотр. После обследования врачи недоуменно, в полной растерянности спросили, чем меня в России лечили и куда делись мои метастазы? Я им ответила, что никаких лекарств не принимала... Надо было видеть их глаза и вытянутые лица. Я сняла корсет, Доктор. У меня ничего не болит. Я поправляюсь, стали расти волосы на голове, появился аппетит*...»

Дорогой мой человек! Я мог бы всю эту книгу, да еще сотни последующих книг заполнить одними фактами выздоровления моих пациентов, моих дорогих людей, вставших на путь борьбы за здоровье и принявших Энергию Сотворения не как волшебную пилюлю, а как чистый воздух, наполняющий легкие и кровь, а значит и все клетки, и дающий шанс жить и созидать собственное здоровье, собственный Мир.

В этой книге я собираюсь, во-первых, ответить на многочисленные вопросы, которые возникли у людей, активно включившихся в процесс заочного энергетического лечения, а также у тех, кто только еще вступает на этот Путь. Во-вторых, что особенно важно, я привожу многочисленные факты выздоровления своих заочных пациентов.

Напоминаю, что на сегодняшний день основным пособием по энергетическому лечению является книга «Заочное лечение». Все остальные лишь дополняют и расширяют теоретическую и практическую базу. В энергетическом лечении нельзя игнорировать ни одну из книг серии «Книга, которая лечит», потому что каждая из них дополняет другую, являя собой частицу обширной программы исцеления Души и тела че-

---

* На 11 октября 2002 г. пациентка проходит очередную серию сеансов. Приехала после контрольного обследования — наблюдается полный регресс заболевания, чувствует себя хорошо. — *Примеч. авт.*

ловека. И все они служат только одной цели — помочь тебе, мой дорогой человек, уничтожить болезнь, вырвать ее с корнем из твоей жизни, а значит изменить, преобразить твою жизнь, наполнив ее любовью и созиданием своего МИРА.

Удачи тебе, мой дорогой. Мужества и терпения. И да хранит тебя Господь Бог.

Доктор С. Коновалов
11 августа 2002, г. Санкт-Петербург

Вх. 6655 от 6.05.2002 г.

«Здравствуйте, дорогой Сергей Сергеевич! Не могу не написать Вам. Это сколько же надо иметь любви к людям, чтобы они писали Вам: «Дорогой, самый любимый и незаменимый человек»... Я еще не поняла всей системы работы с Вашими книгами, нет у меня и буклетов, не провожу сеансов лечения. Просто несколько дней назад я «случайно» приобрела Вашу книгу, в магазине было три (5, 7, 8), я выбрала восьмую — «Исцеление Души». К этому времени мне казалось, что я имею представление о жизни, Создателе, победила некоторые болезни. Нового я ничего не ждала. Но то, что произошло со мной!!! С первых строк слезы полились ручьем. Я читала, умывалась слезами, снова читала; выла, ревела, скулила моя душа, душа, которая мной всю жизнь была засажена в темницу, и вдруг «оковы тяжкие падут, темницы рухнут и...» — вдох. Первый вдох новорожденного. Несколько дней я находилась в каком-то состоянии оцепенения — не хотелось ни говорить, ни общаться, и я чувствовала — в доме моем поселился солнечный зайчик. Мне тепло и надежно, я не боюсь. От этого теплого света тают льдинки моей замороженной души. Какое счастье понять — меня в этом мире любят! Какое сердце не откликнется на это! И есть надежда! Мы сможем измениться, сможем понять, простить, научимся любить. Мы будем жить!

Моей маме за 70. Она рыдала горше, чем я. Она плохо видит и слышит, она твердо верит, что будет здорова. У меня за последний месяц на веке глаза быстро росла бородавка, даже мешала; в первый день она начала засыхать, а вчера вечером (это прошло 4 дня после приобретения книги) отпала совсем. В тот день, когда я принесла в дом ту первую, единственную книгу, внук (6 лет) вечером, ложась спать, говорит: «Как хорошо мне!» И сейчас говорит это каждый вечер.

Мне 50 лет, и с этого дня я надеюсь, что исполнится мое главное желание — любить и быть любимой! Низкий поклон Вам, дорогой Доктор! Нелегок Ваш выбор, и Вы, конечно, не принадлежите себе. Пусть будет наградой Вам — исцеленное любовью человечество и сохраненная жизнь на удивительной планете Земля. Мне легко.»

24.04.2002, Курганская область

Вх. 7293 от 28.05.2002 г.

«Дорогой Сергей Сергеевич! Сегодня у меня грустный день. Я узнала, что не попаду в Ленинград, вернее, я буду там, но только несколько часов между рейсами. Наш академический симфонический оркестр летит во Францию на гастроли, а концерт в Ленинградском большом зале филармонии не состоится. Значит, рухнула мечта о том, как я подойду к Петропавловской крепости своими ногами (а не мысленно, как на заочных сеансах), а потом узнаю, где находится зал и подойду и открою дверь (я так часто открываю ее мысленно), и, быть может, мне разрешат заглянуть в него. Мне это важно, потому что я обычно вижу его так отчетливо. Я произношу молитву Господу, обращаюсь к Вам с просьбой побывать в Вашем Храме и... лечу.

Я даже чувствую, где пролетаю. И вот Ленинград. От Марсова поля я уже вижу все отчетливо, и вот я на деревянном мостике, ведущем в Петропавловскую крепость. Я вхожу в ворота, я ясно вижу даже камни под ногами и подхожу ко входу в Собор. Двумя ладонями я касаюсь стены, я прошу разрешения побывать в Храме и иду по красивой аллее, открываю тяжелую дверь, вижу зал, его огромный купол, балкон, ряды кресел, людей. Я здороваюсь с ними. Я иду на «свое место» — 3 ряд, 17 место. Почему именно эти цифры? Лица людей я вижу неотчетливо, но ясно вижу их руки: молодые, старые, изувеченные болезнью, детские. И мне так хочется прикоснуться к ним, погладить. Я люблю этих людей — они все родные мне...

И вот я в Ленинграде. Раннее утро, идет снег. Я выхожу из здания аэропорта. Я здороваюсь с Вами. Удивительное чувство! Вы совсем рядом, и для того, чтобы поговорить с Вами, не надо «перелетать» Уральские горы. В этот момент, Сергей Сергеевич, я поняла, какое счастье выпало людям, которые находятся рядом, видят Вас. У меня удивительное чувство реальности. Вы совсем рядом, и это уже не образ, а реальный человек. И я благодарю Вас за все: за то, что Вы есть, за радость встречи с Вами. На обратном пути у меня есть эти же несколько часов, но уже поздно вечером, и я снова стою под звездным небом и разговариваю с Вами и снова убеждаюсь: тысячи километров существенно отделяют меня от Вас.

Дорогой Сергей Сергеевич! Я давно «пишу» Вам это письмо, вернее, я его проговариваю множество раз и думаю: ну невозможно отправлять это огромное послание, ведь Вам физически некогда читать при Вашей загруженности, но мне так важно Вам все сказать. У меня, конечно, не получится на бумаге так, как я это говорю мысленно, но корректировать не буду. Это исповедь...как получится.

Сергей Сергеевич! Я благополучная женщина и счастливый человек: у меня замечательный муж, хорошие дети и моя любимая скрипка. Конечно, у меня полно других проблем, но не в этом дело. У меня давно возникло ощущение тупика: «и это все, что я должна сделать в жизни?» Все завершается: дети выросли, скоро на пенсию, конец всему, и только ради этого я приходила на эту Землю? И вот Ваша первая книга! Мне принесла ее моя подруга. Сколько я всего прочитала в надежде найти ответы на свои вопросы! Я прочитала несколько страниц, прижала ее к груди: «Это мое!» Я приняла ее сразу и безоговорочно. У меня началась другая жизнь, многое в ней изменилось. И речь даже не о здоровье (об этом потом), а о новом ощущении жизни. Как будто жизнь приобрела новый смысл, открылись новые горизонты. Во время заочных сеансов я вижу, как купол Храма сдвигается, и я вижу звездное небо и слышу Ваш голос: «Смотри, какая красота, какое величие! Сколько в этой картине красоты и гармонии!» И я ощущаю удивительное чувство покоя и счастья.

Всю мою жизнь мне некогда было остановиться, оглядеться. Наверное, мною двигало тщеславие, гордыня — так вернее. Я начала поздно заниматься на скрипке, мне говорили: начать учиться в 13 лет можно, но стать профессионалом нельзя. Но я стала профессионалом: училась в Ленинграде в училище при консерватории, но учиться там дальше не смогла — очень заболела мама, и мне пришлось ехать на работу в Сибирь, закончить консерваторию в Новосибирске, забрать маму. Надо было ухаживать за ней, учиться на дневном отделении и работать в оркестре. Это было ужасно трудное время. Всю жизнь я была максималисткой во всем: все делила на белое и черное — и никаких нюансов. Могла быть безгранично предана, но до первого предательства или неблаговидного поступка. Господи! Как же я смела так осуждать людей!? Обиду, предательство переживала страшно, человека просто переставала замечать. Бывали и конфликты и неприятности. Во время сеанса я часто вижу эти ситуации, и как больно, как горько не за себя даже, а за людей, которые были рядом со мной. Как я была слепа тогда! Сейчас у меня появилось, как в юности, чувство любви к людям (Меня часто за него ругала мама: «Сначала надо разобраться в людях, нельзя всех любить подряд». А мне тогда часто хотелось в различных ситуациях поцеловать, приласкать человека.). Конечно, я не такая порывистая, как в юности, но я люблю людей, я их жалею, я стала их понимать в различных ситуациях, не осуждая. И все стало изменяться. Со многими людьми у меня установились добрые отношения. Очень изменилась к лучшему моя доченька — мой колючий ежик. О ней я напишу отдельно. Ушла моя депрессия — по утрам она «набрасывалась» на меня. Исчезло ощущение тупика, открылись новые горизонты, и как важны мне сейчас слова молитвы: »Господи, удостой меня стать орудием Мира Твоего...» Мой дорогой друг, Учитель! Все это произошло благодаря Вам, Вашим книгам, Вашей безграничной доброте, Вашей любви к людям.

Я с гордостью могу отчитаться и о других своих, наших достижениях. С детства у меня шумы в сердце, диагноз мне поставили в клинике...18 лет назад: «недостаточность митрального клапана», но через 15 лет этот диагноз был снят; но в футляре моей скрипки у меня всегда валидол и нитроглицерин. Все в оркестре знали: «У ...всегда есть» и обращались ко мне за ними. Вот уже год, как ношу их только для этого. Сама я перестала их употреблять — сердце перестало болеть. Двадцать лет, со дня рождения дочери, меня каждое лето посещала сенная лихорадка. Начиналось это с цветения тополя и длилось полтора месяца. Реакция у меня была на 17 трав, и врачи даже запрещали ездить на дачу. И вот впервые за 20 лет в этом году — ни малейшего признака аллергии. Поверить в это было невозможно, все домашние мои были поражены этим фактом. Значительно реже стала болеть голова, обезболивающих таблеток с собой не ношу. Беру их с собой только на гастроли. Все это для меня необыкновенно большие достижения. Я низко кланяюсь Вам, Сергей Сергеевич! Мне очень хочется, чтобы Вы знали, что далеко-далеко в Сибири есть человек, самый верный Ваш соратник, самый верный Ваш друг, самая верная Ваша ученица.

Мой дорогой Учитель! Хранит Вас Бог! Низко кланяюсь Вам и благодарю, благодарю.»

24.05.2002, г. Новосибирск

ЧУДОДЕЙСТВО ЭНЕРГИИ СОТВОРЕНИЯ

Через книгу, которая лечит

Вх. 6526 от 6.05.02; 12.08.1961 г.р.
«Здравствуйте, уважаемый Доктор! Спасибо Вам за солнечные лучи добра и любви к нам! Так сильно согревать душу может только Вами зажженное солнце Надежды и Веры, счастья и покоя!

Стала солнцем наполнена жизнь,
Чаще мысли возносятся к небу,
Для моей одинокой души
Вы открыли Надежду и веру!

Тороплюсь присоединиться к потоку писем с благодарностью за Ваши книги! Хочется много рассказать, исповедаться, но нельзя отнимать Ваше время, так как эта минута Вашего внимания сейчас кому-то нужна, кого-то спасет... 2 месяца назад ко мне в руки попала Ваша книга «Путь к здоровью». Я сама занимаюсь книжной торговлей, но Вашу книгу взяла по подсказке доброго человека. Читала и ощущала себя в раю, никогда еще чтение книги не приносило столько радости, счастья, веры, добра, любви к жизни, к себе... возвращалась к прочитанным строчкам, чтобы «впитать» каждую букву, точку. Пальцы ощущали тепло и покалывание в подушечках, сердце билось радостно, и слезы текли ручьями. Как долго я ждала этой встречи, я чувствовала, что она непременно произойдет. В какой-то момент не справилась с эмоциями, набрала номер телефона, указанный в книге, и услышала «Алло!» Я только хотела сказать: «Спасибо. Скажите Доктору, что здесь, в Израиле, его любят и верят в Него!» Женщина ответила: «Мы Вас тоже любим!» Для меня это было счастье. Весь мир сейчас яркий, красивый, добрый, светлый. Я всех люблю и всем желаю такой же Любви!

В голове возникла мысль (это было утром), где же достать остальные книги?! Все усилия найти их в продаже, на складах были безрезультатны. Ваши книги с космической скоростью исчезают с прилавков. И вдруг слышу внутри себя: «Вечером тебе помогут!» В 19 часов (я работаю в маленьком книжном ларечке) подходит мой постоянный покупатель и говорит, что месяц его не будет, он улетает в Санкт-Петербург. Я попросила его купить мне книги и буклеты, он с радостью согласился! Но счастливые моменты на этом не закончились. Одна из тех, кто знает Вас раньше, тоже моя покупательница, неожиданно приносит мне буклет (ей переслали его по почте из Санкт-Петербурга), вслед за ней еще одна женщина принесла. Они это сделали сами, ведь я даже не знала, что у них есть эти буклеты.

То, что я испытала, взяв в руки этот кусочек неба, описать нельзя. Поток горячей Энергии шел от буклета сильно, нежно, бережно. Слез сдержать я не смогла! На тот момент я уже лет 25 жила с сильными болями в спине, а год назад неделю была недвижима, кричала криком — так сильно обострились поясничные боли. Постоянная боль в пояснице и ногах «приручила» меня к себе. Сделала всю диагностику, получила бумаги на руки и начала упиваться лекарствами. На момент знакомства с книгами — диагнозов несколько, назвать точно я их не могу. Что касается мнения ортопеда — операция по освобождению защемленного нерва...

Пишу словно не о себе, потому что болей НЕТ! На неделю мне дали почитать 6-ю книгу «Болезни позвоночника». Открыв ее, не смогла выпустить из рук — читала постоянно. В то же время 1 буклет убрала под матрац, а другой на ночь привязывала к спине. Перед сном, читая книгу, кусала губы от боли в левой ноге, тазобедренный сустав так «разрывало» и выкручивало, что один раз не выдержала и приняла обезболивающую таблетку. В тот момент воду я еще не пила, заряжаю с недавнего времени. Возвратила книгу через неделю, а еще через три стала ощущать в пояснице облегчение. Книги, те, что смогла уже достать (№ 3, № 4, № 8 и № 5), читаю каждую свободную минуту. Без них я «задыхаюсь», это мой кислород!

Теперь уже мне намного лучше, я люблю свою спину, а она — меня. И не болит (неприятные ощущения скованности я за болезнь уже не считаю)! Сегодня утром обнаружила, что мизинцы на ногах прямые! Вдруг увидела, что пропали «висюльки» из кожи под мышками! Стали гуще ресницы, я помолодела, мне говорят много комплиментов... Это сделали Ваши книги, ведь я за такой короткий срок не могла измениться, чему-то научиться, стать лучше. Я только начинаю путь преображения, мне это необходимо. Любить себя надо честно, а мне есть, что «редактировать». Все, о чем я рассказала, пришло в мою жизнь благодаря Вам, Сергей Сергеевич! Я низко кланяюсь Вам и благодарю небо за Вас, за счастье и надежду, обретенные в 40 лет!...

Теперь, чтобы написать Вам следующее письмо, мне надо многому научиться, много работать и найти в себе — себя. Так хочется верить, что это письмо (из сотен тысяч) Матушка Энергия Сотворения донесет до теперь уже и моего Храма, где Вы и Любовь творите воскресение душ человеческих!

Я вижу, как Вы улыбаетесь! Берегите себя, Учитель!

С уважением.»

17.04.2002, Израиль

A-019845; 2.10.1930 г. р.

«Дочь принесла книгу, я взяла ее в руки, и у меня что-то затрещало. Я не обратила внимания (шейный остеохондроз), думала, позвонки трещат. А вечером внучка пришла мне мазать жировик троксевазином, чтобы рассосался. И как Вы думаете, Сергей Сергеевич, его внучка на спине не нашла (куда делся жировик, никто не поверит, но мои-то дети знают, что он был). Спасибо Вам за то, что Вы есть, и что в любую минуту можно обратиться к Вам за помощью. С января 2002 года я приняла 250 заочных сеансов с хорошими результатами: полностью ушла онкология грудных желез; считаю, что выздоровела от гипертонии (было 200/100, а сейчас 130/60) и геморроя; шум-звон в голове ушел на 80%, сахарный диабет — улучшение на 50%, хронический цистит ушел на 50%, грибок на ногтях — на 50%. Буклеты помогают снять боль, улучшает самочувствие, успокаивают; лечу ими и выращиваю рассаду помидоров и другие культуры; отмечаю быстрый рост растений и плодов — увеличение урожайности.

Спасибо Богу, Вселенной, Вам и нашему Храму.

С уважением.»

6.08.2002, Эстония, Ида-Вирумаа

1019915; 17.06.1947 г. р.

«Здравствуйте, уважаемый доктор Сергей Сергеевич! В марте 2001 года я почувствовала сильные боли в области сердца, пошла к врачу, сделали ЭКГ, обнаружена ишемия и многое другое. Делала уколы, пила таблетки и вроде бы стало полегче, но случилось другое: в районе вилочковой железы, когда я ложилась спать, появлялся ком, который не давал мне дышать; я вызывала искусственно кашель, надавливая на грудь, чтобы убрать ком, но спать не могла ни лежа, ни сидя. Врачи мне не могли помочь. Не знаю, сколько бы еще длилось мое мучение, но в сентябре 2001 года я узнала от сотрудницы о докторе Коновалове С. С. и о его целительном буклете. Сотрудница принесла мне книгу про Ангела: «Почитаешь, раз нет буклета, пока книгу — она имеет большое значение в лечении, прикладывай и лечись». Книга прочитана была сразу, а ночью я легла спать и приложила на грудь книгу. Впервые за 6 месяцев я спокойно спала и не мучилась, дыхание было ровное, спокойное. Теперь я сплю с лечебным буклетом под подушкой и не думаю о том, что наступит ночь и мне будет плохо. Доктор! Вы чудо, просто Чудо!

Дорогой Сергей Сергеевич! Я приобрела сразу все Ваши книги. Читаю их по несколько раз, со мной всегда в сумочке книга и буклет. В июне 2002 года вышла на работу, и в метро мне стало плохо, не могла вздохнуть, сильные боли в области правого бока и солнечного сплетения. Я потихонечку вытащила книгу, приложила к больному месту и так ехала 1,5 часа. На работу я пришла уже без болей, но появился жидкий стул в такой сильной форме, что выметал из организма все, что мог. И после этого я себя чувствовала прекрасно целый день. Водичку я настаиваю на буклете все время, пью много, ею пою свою кошечку, любимую Федю — она вообще перестала пить простую воду.

Дорогой Сергей Сергеевич! В октябре 2001 года принимала заочные сеансы по воскресеньям. Меня очень крутило, все тело двигалось непроизвольно, и я легко засыпала после сеансов... Слушая Вас, читая Ваши книги, хочу только здоровья, так как будет здоровье — будет духовное развитие, будет жизнь.

Спасибо Вам за все, что Вы для нас делаете, и дай Вам через Господа удачи в Вашем нелегком деле.»

08.2002, г. Санкт-Петербург

1019561; 11.09.1953 г. р.

«Здравствуйте, уважаемый Сергей Сергеевич! У меня остеохондроз шейного отдела позвоночника с тремя грыжами дисков С5—С7. Стаж заболевания очень большой, не менее 20-ти лет, а может, и больше. В декабре 2000 года обострение с сильными болями длилось необычно долго.

Не помогали ни уколы, ни капельницы, ни массаж с физиотерапией. Появился очень неприятный симптом, а именно — онемение правой руки, затем слабость с нарастающей атрофией мышц. На МРТ (томограф) диагностированы шейный остеохондроз, остеофиты, грыжи дисков (3). Лечение оперативное. Я попыталась спастись бассейном, но это не помогало. И тут совершенно случайно моя сотрудница посоветовала обратиться к Вам. Я попросила купить лечебный буклет и первые книги, очень быстро их получила, и тут же пошло лечение. Я пришла домой, легла на буклет, взяла книги в руки, но читать не смогла, уснула с книгами на груди, хотя днем никогда не сплю. Проснулась с чувством необычайной энергии, а боль уменьшилась. Вечером перед сном начала читать Ваши книги и очень быстро их прочитала. Боли прошли совершенно незаметно, буквально в течение одной недели! Чудом удалось купить абонемент на Ваши занятия, и я пришла к Вам...»

05.2002, г. Санкт-Петербург

А-019969; 24.10.1953 г. р.

«Здравствуйте, Сергей Сергеевич! Впервые с Вами познакомилась через Ваши книги, которые мне купил мой сын в ноябре 2001 года. Они пришли ко мне так вовремя, словно мой организм ждал их. Я так говорю, потому что до сих пор вижу себя со стороны, как мой организм погружен в чтение; он был тихий и внимательный, словно нашел, что искал. Я впервые почувствовала к нему нежность, а до этого только жалость. Я видела его совершенно с другой стороны; оказывается, что раньше это слово было обычной фразой. Знакомство с книгой происходило в два этапа, очень коротких. Это было сложное для меня время. Операция, которую мне сделали в конце марта 2001 года, облегчения не принесла. Аритмия мучила день и ночь. Я стала просить своих родственников купить мне книги в надежде найти для себя какие-то методики, рецепты лечения. Произошло это быстро. Сын принес стопку книг, а среди них были и Ваши книги. Он сообщил мне, что еще купил «Книгу, которая лечит». Я быстро посмотрела книги с методиками, они показались мне не очень интересными, и взяла Вашу книгу. Через некоторое время я поняла, что со мной что-то происходит. Я быстро отставила ее, решив, что это мои фантазии. Я больше не хотела себя огорчать, так как этого было уже достаточно. Я снова принялась за другие книги. Но, как потом поняла, мои мысли были в Вашей книге: «А помнишь, ведь ритм стал замедляться?» Я словно проснулась. Больше уже не расставалась с ними. Я читала до поздней ночи. Слезы катились градом. Спала на буклетах, прикладывала к сердцу, печени, пила водичку.

С этого времени ритм стал медленнее, и я стала спать по ночам. Но когда видела тревожный сон, снова ритм выходил из-под контроля. Я брала книгу и читала. Первое время ритм срывался часто ночью, сейчас уже реже.

Книгу применяю и сейчас, когда, уложив буклет на сердце, не могу дождаться успокоения. Стала проводить заочные сеансы. Сеанс длился не один и не два часа, а больше... Я занималась энергетическими упражнениями из всех книг. Меня радовало, что человек, занимающийся необычным лечением, прежде всего профессионал. Я давно этого хотела и стала мечтать приехать к Вам. И вот моя мечта осуществилась.

Когда я впервые вошла в лечебный зал, я почувствовала необычность пространства, которое меня окружает. Я погрузилась во что-то удивительно близкое, знакомое, забытое — я погрузилась в бесконечную любовь...»

08.2002, г. Хабаровск

1019970; 2.11.1937 г. р.
«Здравствуйте, дорогой Сергей Сергеевич! Дорогой Доктор! Мне просто не подобрать слов благодарности

за все, что Вы сделали для меня за эти 36 сеансов. Стала оживать Душа.

Сергей Сергеевич, когда я в апреле взяла в руки Вашу книгу, а читаю я всегда лежа (болят ноги), я вдруг почувствовала сильную пульсацию и покалывание в пальцах. Подумала, что лежу не совсем удобно. На другой день все повторилось. Тогда я взяла художественную книгу, которую в то время читала,   никакой реакции. Это мои первые дни знакомства с Энергией Сотворения. В мае месяце я пришла в Ваш Храм.

Первое — это слезы, плачу почти на каждом сеансе; второе — это ощущение, что я уже давно хожу сюда, что здесь все родные и дорогие люди, хотя я даже ни с кем и не разговаривала. Шла домой после сеанса, да я не шла, я летела с мыслями, что приобрела что-то такое для меня бесценное. Трудно описать эти чувства...»

08.2002, г. Санкт-Петербург

М-019975; 1.08.1932 г. р.

«Кашель мучительный, изнуряющий стал проходить сразу на 2-й день после приобретения книги, когда, выпив ночной воды с буклета, я обратилась к Господу, чтобы через Доктора избавил меня от него. Сразу появился ком в горле, и кашель прекратился. Высокое артериальное давление вылечила на 1-м заочном сеансе. Проводя этот сеанс, мысленно «чистила» сосуды головы.»

08.2002, г. Санкт-Петербург

Через лечебный буклет

1019815; 29.03.1958 г. р.

«С апреля 2002 года после ношения буклета (и то не каждый день) и чтения книг произошло ЧУДО! Кисты не обнаружено, то есть УЗИ от 17.01.2002 г. — размер RD 10, 2×4,4; PS 10, 6×4,1. УЗИ от 23.05.2002 г. — ее нет.

Пища проходит, а ведь у меня грыжа пищеводного отверстия диафрагмы. И возвращение к жизни. И это все только после ношения буклета и чтения книги. Я даже только один раз сделала упражнения. Спасибо Вам, Сергей Сергеевич! Благодарности нет границ... И вот сейчас я впервые на Вашем сеансе. С первого сеанса уже пошло лечение. Меня переполняют чувства, что идут такие результаты.

С уважением.»

08.2002, г. Санкт-Петербург

А-019817; 27.07.1941 г. р.

«Здравствуйте, дорогой Сергей Сергеевич! Волею Божьей Ваши книги попали в мои руки. В первый же день при чтении книги «Энергия Сотворения» произошло чудо. Читая книгу именно на странице, где было описано действие воды, заряженной на буклете, на ожоги, раны и т. д., я не заметила, как в комнату вошел муж. У него в ладони руки от короткого замыкания взорвалась электрическая лампочка. Рука была забинтована. Я быстро поставила на буклет стакан с водой и через 40 минут наложила на руки тампон, смоченный в этой воде. Боль утихла быстро, муж спал спокойно. Наутро волдыри поблекли, и мы не заметили, как от ожога не осталось и следа. Изумлению не было предела.

Зная, что случайностей в жизни не бывает, я не перестаю благодарить Бога и Вас за чудодейственные свойства буклета и воды. У внучки проходила боль от ушибов, у сына не осталось последствий от сильного удара по руке металлическим прутом, отлетевшим от работающего станка. Я быстро сняла у себя сильное растяжение в области голеностопного сустава. От воды проходили боли и колики в желудочно-кишечном тракте. Муж промывает больные глаза. А сколько раз спасались водичкой от ожогов! Всю прошлую зиму я спала, обвязанная по ночам буклетами. Клинические результаты моего обследования показали, что повысился гемоглобин со 117-ти до 132-х, снизилось СОЭ с 20-ти до 5-ти; ревмопроба вместо двух плюсов показала один неполный, закрылись язвы, исчезла горечь во рту, прошло головокружение.

Дорогой Сергей Сергеевич! Я знаю, что наши беды в нас самих, что от детей мы получаем столько, сколько в них вложили, что мое назначение в этой жизни — научиться терпению. Очень хочу поправить свое здоровье, научиться по-настоящему прощать и любить и научиться хоть в последние годы семейной жизни воспринимать супруга таким, каков он есть, наполнив оставшиеся годы совместной жизни новым духовным содержанием. Всего этого можно достичь, встав на путь духовного перерождения. Путь очень трудный и, возможно, долгий. Первые шаги я уже сделала, а сейчас приехала к Вам как к Учителю и прошу Вас о помощи и поддержке.

Да хранит Вас Господь, Сергей Сергеевич!»

07.2002, г. Кишинев

1019972; 30.10.1953 г. р.

«Здравствуйте, дорогой наш Человек, дорогой доктор Сергей Сергеевич! ...очень хочется рассказать о первом контакте с силой буклета: мама в тот день была на сеансе в нашем Храме, а я решила дома попробовать встать на буклет, при этом не имея понятия, что при этом нужно делать (книги с заочным лечением еще не было). Стояла на буклете минут 15–20, и вдруг руки сами пошли вверх. А еще очень яркое ощущение уже в процессе выполнения энергетических упражнений: вдруг ощутила себя в воздухе висящей — до чего приятное ощущение. В период заочных занятий я очень часто с Вами беседовала вслух, и эти беседы мне помогли.

Заочно заниматься я стала с июня 2001 года. На очные сеансы начала ходить с ноября 2001 года. Сейчас заканчивается второй цикл. За все время (и очно, и заочно) очень яркие подвижки идут. И когда пациенты пишут, что нет подвижек в течение 8-ми лет очных сеансов... У нас в семье и папа, и мой супруг лечатся только водичкой и буклетами — рассказать есть о чем. А что касается меня, то скажу, что заочное лечение очень эффективно. В период заочного лечения из моего организма вышло много гноя отовсюду. Мне даже было не по себе, что столько во мне было «грязи». Переболела бронхитом (1,5 месяца) — откашливалось мокроты за ночь по полстакана. Теперь все позади и дышать стало легче. Я забыла про боли в позвоночнике, шее и плечевом поясе, прошли головокружение и легкая тошнота. Всего не описать, что со мной произошло и что прошло; многое удивляет, и радуют результаты.

Но особо хочу поблагодарить Вас за маму мою. Вы были для нее ее последней соломинкой. Более 15-ти лет сильных болей и бессонных ночей, килограммы таблеток, десятки уколов; ни врачи, ни лекарства не помогали — ЧУДО!!! Все позади! Мама избавилась от болей постоянно воспаленного тройничного нерва. Артериальное давление почти не беспокоит. Она перестала возить с собой по два килограмма разных лекарств. Они ей теперь не нужны. Можно сказать, что она обрела вторую жизнь.

Огромное спасибо Вам, Доктор, за то, что Вы с нами, за Ваше терпение, за Ваш бесценный дар!».

19.02.2002, г. Санкт-Петербург

Через желание человека помочь другому. Расстояние не имеет значения

А-004062; 23.05.1938 г. р.

«Здравствуйте, дорогой Сергей Сергеевич! На первом сеансе наша бабушка передала от меня записку, в которой была просьба полечить животик моей маленькой доченьке — Алиночке 4.06.2002 года рождения.

Буквально на следующий же день стул наладился, малышку перестали беспокоить колики, она больше не дергает ножками и не плачет. Ест с большим аппетитом, который все возрастает. Молоко у меня прибывает соответственно. Мы обе пьем заряженную воду, спим на буклетах, принимаем заочные сеансы. Ночью доченька спит хорошо. Настроение у нее веселое, уже улыбается, пытается ползать, переставляя ручки, хорошо держит игрушку в правой руке, переворачивается с живота на спину, заметно подросла. Самое главное, что проблемы с кишечником у нас закончились. Спасибо Вам огромное.

С уважением и любовью, Ваши пациенты.»

2.08.2002, пос. Мартышкино

1019705; 25.08.1931 г. р.

«Здравствуйте, дорогой Сергей Сергеевич! Огромное Вам спасибо за участие в моей судьбе, за поддержку в моей неожиданной для меня болезни. С 23-го июля после обливания холодной водой из бочек у меня выступила простуда и стало частым и болезненным мочеиспускание, а с 25-го июля мочеиспускание полностью прекратилось и до 30-го мочу выпускали через катетер врачи. Хирург больницы поставила диагноз: аденома.

В Санкт-Петербург приехал 30-го, и жена послала Вам записку. Записку писали впопыхах и поздновато, не надеялись, что Вы сможете (успеете) на нее отреагировать*».

Сергей Сергеевич! Нет слов, как я Вам благодарен. С этого момента наступил перелом. Боли почти прекратились, и я начал сначала по капле, а потом и побольше самостоятельно (без катетера) освобождать мочевой пузырь. Моча — страшно темная, с большим количеством осадков. Ночь проспал впервые спокойно за это время. 31-го июля посетил уролога и узнал, что, помимо прочего, у меня подозрение на хронический цистит и пиелонефрит. Рекомендовано ле-

---

* Если пациент хочет получить ответ на свою записку на данном сеансе, то он должен сдать ее не позднее, чем за 15 минут до начала сеанса. — *Примеч. ред.*

чение. 31-го июля во второй половине дня принял один раз лекарство. Но все это время принимаю энергетическое лечение с 26-го июля. Буклет на пояснице, внизу живота, 3 буклета по ходу позвоночника под матрасом, несколько раз в день пил заряженную воду и 3—5 раз делал энергетическую гимнастику. Сейчас мочеиспускание нормальное.

Сергей Сергеевич! Примите искреннюю благодарность за то, что Вы есть в моей судьбе.»

2.08.2002, г. Санкт-Петербург

А-019879; 23.04.1965 г. р., кандидат медицинских наук.

«Глубокоуважаемый Сергей Сергеевич! Здравствуйте! Прохожу сейчас первую серию сеансов. Сегодня у меня шестой сеанс. К сожалению, прерываю на этом серию и уезжаю «домой» в Норвегию, где я живу уже более 5-ти лет. Я работаю врачом. На Ваши сеансы меня «привели» мои родители, которые ходят к Вам с марта этого года. Серьезных проблем со здоровьем у меня нет. Но я пошла на Ваши сеансы, чтобы посмотреть на Вас.

Как Вы работаете во имя людей! Какой Вы фантастический человек, доктор, музыкант, ученый! Вы просто волшебник! Мои родители посылали мне Энергию, когда были на Ваших сеансах в марте 2002 года. Мне они сначала ничего не говорили! Вдруг у меня в один прекрасный день перестала болеть спина, которая меня беспокоила уже года три после родов. Я стала прикладывать буклет (мне прислали его родители) к моим с детства больным ушам — боли проходили моментально. Заряженной водой я протираю лицо моему сыну, когда он капризничает, и ребенок успокаивается за считанные секунды. Даже мой муж, «неверующий Фома», который мучается люмбаго, приноровился прикладывать буклет к спине, и боли уходят! Так что знайте, что Ваша Энергия Сотворения и исцеления уже пересекла полярный круг! Счастья Вам личного! Удачи в работе, науке, творчестве! Берегите себя, дорогой Сергей Сергеевич! С глубоким уважением.»

07.08.2002, г. Бардифосс, Норвегия

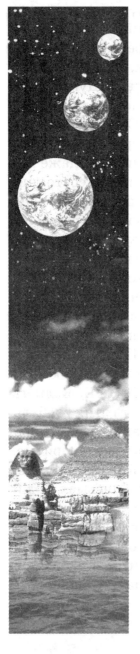

ЧАСТЬ 1. БЕСЕДЫ О ЖИЗНИ И ЧЕЛОВЕКЕ

ПЕРЕПИСКА С ДОКТОРОМ

Сегодня мне пишут тысячи и тысячи людей со всех концов нашей Планеты, и количество писем возрастает в геометрической прогрессии. Каждый из этих людей ждет от меня не просто ответа, а реальной, конкретной помощи не только в лечении болезни, но и в разрешении тех или иных жизненных неурядиц, проблем и т. п. Сколько бы помощников у меня не было, мы уже сегодня не в состоянии охватить этот нарастающий поток людской боли. Знаю, пройдет совсем немного времени, и для того чтобы справиться с таким потоком писем, мне необходим будет целый институт со штатом в несколько сотен профессиональных психологов и врачей, прошедших к тому же мой университет, мою школу знаний. Но и этого окажется мало. А это значит, что наступит такой день, когда человек, обратившийся ко мне за помощью, вынужден будет ждать ответа не несколько месяцев, как это получается сегодня, а несколько лет. Но нужен ли ему будет тогда мой ответ? Думаю, нет, потому что для больного человека необходимо быстрое и оперативное начало лечения. Стало быть, переписка с Доктором со временем потеряет смысл. Она станет бессмысленной, потому что ни я, ни даже мои многочисленные помощники будем не в состоянии оперативно ответить человеку на его письмо. Если подходить к переписке — общению со мной — с обычными мерками, то она, действительно, со временем потеряет смысл. А если понимать, что твои письма, включающие в себя и опыт заочного лечения и его результаты, формируют невиданную до сегодняшнего дня в мировой практике и в истории жизни цивилизации статистику результатов воздействия Живой Вселенной через Энергию Сотворения и Ее Посвященного на больное человечество, — твои письма обретают РЕАЛЬНОЕ ИСТОРИЧЕСКОЕ ЗНАЧЕНИЕ. Если ты осозна́ешь, что являешься участником этих глобальных событий, тогда, мой дорогой человек, мой дорогой современник, ты будешь писать мне, говорить со мной, рассказывать о себе и о своей жизни, о своей борьбе с болезнью и исповедоваться в письмах не для того, чтобы получить ответ лично от меня, а для того, чтобы, присоединившись к миллионам и миллионам своих собратьев, своих современников, рассказать будущим поколениям людей о своей жизни, о своих проблемах, о своих поражениях и победах. А главное, ты сможешь поведать им о том, что Бог — это не миф и не выдумка для малообразованных людей. Бог — это вечная реальность любого мгновения жизни Вселенной и в прошлом, и в настоящем, и в будущем.

На основании Итоговой анкеты, которую ты, мой дорогой заочный пациент, через полгода активного заочного лечения обязан заполнить и прислать мне, мы ведем статистическую компьютерную обработку и анализ проводимого заочного лечения. Спустя несколько лет, получив сотни тысяч анкет, мы сможем сказать — вот оно, Великое Действо Живой Вселенной, приведшее к излечению миллионов и миллионов людей Планеты! Это нужно всем нам, ныне живущим, и это необходимо будущим поколениям землян — ведь подобных документальных доказательств история цивилизации еще не знала.

Мы с тобой, мой дорогой человек, являемся участниками грандиозного, небывалого еще в истории развития человеческой цивилизации прихода Живой Вселенной, состоявшегося для нашего же спасения. Мы не ждем и не ищем спасения на Небесах. Мы, принимая Господа всем сердцем, Душой, каждой клеточкой своего тела, говорим: «Господи! Мое сердце открыто перед Тобой. Прими мою любовь и дай мне силу преодолеть свои слабости, непонимание, неверие, слепоту и глухоту. Дай мне силу открыть для себя Тебя, Господи, и себя самого. Дай мне силы через мою любовь к Тебе возродить в себе истинную любовь к Миру, Сотворенному Тобой, и к самому себе, как к частице этого Мира. Я не подведу Тебя, Отец мой. Я не подведу Тебя, Матушка Вселенная. Прими меня в Свой Мир, и я буду крепко стоять на этой земле, исполняя Волю Твою. Аминь!»

Переписка со мной — это прежде всего наш ответ Отцу, наша благодарность Ему за выздоровление и обретение истинного смысла жизни.

На вопросы, которые возникают у тебя в ходе заочного лечения, мой дорогой человек, я отвечаю в своих книгах, и в этой в частности. Помни, что переписка со мной предполагает обязательное заполнение Итоговой анкеты заочного пациента, образец которой помещен в книге «Заочное лечение».

Если у тебя возникает вопрос, который требует непременно моего личного ответа, и время терпит, не забывай вложить в письмо конверт с обратным адресом. Посылай свои письма по адресу: 192289, Санкт-Петербург, до востребования. Коновалову С. С. Письма, направленные в редакцию или по адресу «Книга-почтой», приходят ко мне с большим опозданием (спустя 5—6 месяцев и более) или вообще могут затеряться. На письма психически больных людей и «контактеров» я не отвечаю.

Дорогой мой человек! Любое активное сражение с болезнью начинается с того момента, когда больной человек, обратившийся к врачу, встречает искреннее — не только профессиональное, но и человеческое — желание помочь ему справиться с бедой. Если же больной сталкивается с безразличием и равнодушием, если понимает, что врач, к которому он обратился, просто пришел на работу «отсидеть» положенные часы и ему нет никакого дела до твоих проблем, бед и страданий, и что он просто исполняет свой долг, вряд ли у больного возникнет доверие к такому врачу. В наших взаимоотношениях с тобой, как бы далеко (за тысячи километров) или близко (в метре) от меня ты ни находился, определяющим, главным фактором в лечении является именно доверие друг к другу и вера в удивительную Силу Энергии Сотворения, приходящую к тебе через мои книги и лечебные буклеты. Конечно, любой человек имеет право на сомнение — ведь очень трудно поверить в то, что на расстоянии, не видя Доктора, не общаясь с ним лично, можно победить болезнь.

Дорогой мой! Дорогие мои! Как вы думаете, какой смысл мне — врачу, ученому-медику, Посвященному Господом в Тайну Творения и Развития Вселенной и Человека, наделенному Им способностью исцелять людей, использовать свои профессиональные знания и данную Господом Силу Энергии Сотворения, завлекая и обманывая загнанных в угол болезнью и тяжелой жизнью людей? Я, вставший на этот Святой Путь, хочу помочь стать здоровыми и Истинными людьми всем, кто понимает меня и верит мне, у кого не возникает ни тени сомнения в том, что в моих книгах правда и что они являют собой источник Силы, помогающей больному и страждущему человеку разорвать оковы болезни, сбросить все то наносное и ненужное, что явилось ее источником. И я говорю, что главным в преодолении болезни является тщательная, глубокая работа в Полях Энергии Сотворения, которые приходят к тебе с моими книгами и лечебными буклетами. В моих книгах — программы борьбы с болезнью, программы Преображения. В моих книгах — ответы на многочисленные вопросы, возникающие в ходе лечения.

Но тебе все равно хочется мне написать, правда? Тебе необходимо выговориться, рассказать Доктору о том, что́ у тебя болит, как начиналась твоя болезнь, в чем она проявляется, как тебя лечили и где. А здесь... Доктор далеко. Пусть он вылечил сотни тысяч людей, но ведь он не знает ничего конкретного лично о тебе, не слышит, не видит тебя, но говорит, что его книги лечат. Может быть, все-таки напишу ему, расскажу о себе, спрошу, что надо делать? Может, ответит?

И ты пишешь. Проходит неделя, две, несколько месяцев, а ответа нет, и ты с горечью в сердце говоришь себе: «И здесь я никому не нужна. И здесь меня обманули». Да никто тебя не обманул, мой дорогой человек! Подумай только: еще несколько лет назад ко мне приходили десятки писем в месяц, и мы с моими помощниками отвечали на них своевременно и без задержек. За последний год количество писем, приходящих ко мне, измеряется тысячами. Только за одну неделю я получаю их несколько сотен. Мы уже не справляемся с таким потоком писем, а расширить отдел писем до сотен сотрудников я не в состоянии. Да это и не нужно, потому что смысл энергетического лечения заключается не в переписке, а в том, насколько правильно ты проводишь заочное лечение. А эффективность заочного лечения зависит не от того, ответит ли на твое письмо Доктор или его помощники, а от того, насколько тесный и глубокий контакт и доверие возникнут у тебя в ходе лечения со своим Ангелом, и через Него — с животворящими потоками Энергии Сотворения. Вот именно это надо понять и принять тебе, мой дорогой. Иначе у нас с тобой ничего не получится. Иначе ты будешь ждать ответа от Доктора, а болезнь в это время будет уничтожать твой организм.

Значит ли это, что мне не следует писать? Нет, конечно, не значит. Я благодарен вам за ваши письма, за доверие и искренность, за тепло и любовь. Кроме того, в своих письмах вы задаете вопросы, которые возникают у вас по ходу лечения или просто в процессе жизни. Ответы на ваши вопросы ложатся в основу моих последующих книг (в частности, данная книга посвящена именно этому), в которых я стараюсь раскрыть ту или иную тему, волнующую моих пациентов.

ГЕОПАТОГЕННЫЕ ЗОНЫ И ЗОНЫ ИНФОРМАЦИОННЫХ ИСКАЖЕНИЙ

— Дорогой Сергей Сергеевич! У меня рак, и в настоящее время чувствую себя неважно. Я разговаривала недавно с одним человеком — он живет в Москве. Он укрепил меня в предположении, которое у меня возникало и раньше, а именно, что моя квартира в Германии находится (может быть, частично) в геопатогенной зоне. Можно ли проверить и можно ли нейтрализовать негативное воздействие такой зоны?

В последнее время мы довольно часто слышим о геопатогенных зонах. Существуют ли такие зоны на самом деле, и что стоит за этим? По определению ученых, занимающихся проблемами физики Земли, геопатогенные зоны «следует рассматривать как области аномального проявления физических свойств атмосферы, гидросферы, литосферы и внутренних сфер планеты, негативным образом отражающегося на состоянии фито-и биоценозов и на состоянии и функционировании жизнеобеспечивающих систем человеческого организма»*.

* Богословский В. А. , Жигалин А. Д. и соавт. «Проблемы геофизических исследований природного и техногенного патогенеза» Московский государственный университет им. М. В. Ломоносова, Институт геоэкологии РАН. Сборник «Экологическая геология и рациональное недропользование» изд. СПбГУ, 1999 г., стр. 148–174.

Авторы статьи подчеркивают, что существуют различные гипотезы, касающиеся геопатогенных зон. Это и вполне материальные электромагнитные, электростатические, магнитные и гравитационные поля, взаимодействующие с биополями, то есть полями, генерируемыми живыми организмами. Это и гипотезы, связанные с информационным полем. Последнее дает нам шанс, дорогой мой человек, преодолеть негативное влияние таких зон на твой организм. В этой же статье авторы говорят о геопатогенезе, то есть о развитии заболевания под воздействием геопатогенных зон, и категорически настаивают на исключительно геологической природе развития патологии у живых организмов.

Что это значит для нас? То, что заболевания человека, возникающие из-за техногенного или природно-техногенного влияния, нельзя рассматривать как следствие геопатогенного фактора, потому что геопатогенные факторы обусловлены наличием исключительно геопатогенных зон. И если, закрыв вредное производство и улучшив таким образом экологическую обстановку, мы устраняем причину возникновения и развития заболевания, то геопатогенную зону мы ликвидировать не сможем в силу указанных выше причин (см. определение геопатогенной зоны).

В своих беседах с геологами и другими специалистами, занимающимися исследованиями Земли и земной коры в частности, я выяснил, что существуют разломы земной коры — глубинные и поверхностные, которые могут оказывать заметное влияние на состояние биосферы данного района, области и региона, а значит, и на людей, проживающих в них. Мы знаем, что именно разломы земной коры — движение ее пластов — приводят к землетрясениям и что особенно опасны «точки» пересечения разломов земной коры. Отмечают также, что если шоссе пересекает линию разлома, то в этом месте дорожно-транспортных происшествий происходит гораздо больше, чем по всей линии шоссе и т. д. Это касается не только земли. Если в точке пересечения линии разлома проходит воздушная трасса, то нередки катастрофы авиалайнеров, потому что разлом — это не только видимое, внешнее проявление сдвига пластов земной коры. Разлом (см. ниже) — это еще и прямое воздействие его геофизических, энергетических полей и различных излучений, приводящих в различным аномалиям, в частности к гравитационным, следствием чего и являются авиакатастрофы.

Это и многое другое констатировали ученые Института геологии и геохронологии докембрия РАН и в частности профессор Рудник В. А. в своей статье «Геоактивные зоны земли и их влияние на среду обитания человека». Он ввел понятие геологически активных зон (ГАЗ), которые определяет как «зоны повышенной проницаемости и напряжений земной коры, представленные активными разломами разной геологической природы и обусловленными ими современными руслами рек, древними подземными долинами, пустотами различной природы и геологическими телами, отличными по составу и строению от вмещающих их горных пород»*. Ученые провели очень глубокие исследования людей, живущих в этих зонах, и пришли к выводу, что наличие ГАЗ приводит к возникнове-

---

* Рудник В. А. «Экологическая геология и рациональное недропользование» изд. СпбГУ, 1999 г., стр. 175–195.

нию не только различных заболеваний, но и различных функциональных расстройств, к уменьшению сопротивляемости организма и т. п.

Сегодня геофизика имеет в своем распоряжении карты аномальных зон Планеты, материков, областей, районов, микрорайонов и т. д. Достоверность этих карт, к сожалению, постоянно подтверждается практикой возникновения различных и многочисленных катастроф, с одной стороны, и повышенной заболеваемостью людей теми или иными тяжелыми заболеваниями, с другой. Так, например, по данным профессора Рудника В. А. из этой же статьи, «Вклад геопатогенных зон в онкозаболеваемость в Санкт-Петербурге может быть оценен в 50—70%. Большой группой ученых была проведена целая программа обследования сотен тысяч людей по месту жительства в нескольких регионах нашей страны, которая показала резкий контраст заболеваемости по сравнению с другими районами заболеваемостью раком, ишемической болезнью сердца и гипертонической болезнью. Смертность в таких регионах в 2,3—2,5 раз превышает смертность в «более благополучных» районах»*.

Таким образом, определить линию разлома и наличие геопатогенной зоны для современной геофизики не является проблемой. Проблема состоит в том, что рекомендации ученых игнорируются — их просто не слышат те, кто должен это делать. И когда строятся новые жилые районы, прокладываются трассы метрополитена и т. д., руководителям нет никакого дела до безопасности жителей этого района, и вряд ли они приглашают в свои кабинеты ученых для консульта-

---

* Рудник В. А. Там же, стр. 175—195.

ций. А ведь карты геофизических полей существуют и результаты исследований — тоже! Только у нас, в Санкт-Петербурге, были проведены обширнейшие исследования с участием почти всех институтов и университетов города, в ходе которых было обследовано в общей сложности более миллиона человек. К сожалению, результаты этих исследований так и остались в статьях специальных научных журналов. О них долго говорилось на многочисленных конференциях, но дальше дело не пошло. Строительство продолжают вести без учета этих данных, вопреки очевидным фактам.

Удивительно, но наши предки — древние народы — каким-то образом чувствовали в земле разломы и не строили ни городов, ни тем более храмов в этих областях. Монастыри построены в самых благоприятных зонах Земли.

Отвечая теперь непосредственно на Ваш вопрос, могу сказать следующее: сама по себе квартира в доме не может изолированно находиться в геопатогенной зоне. Если такая зона существует, то она охватывает определенный район. Если повышенная заболеваемость онкологией в Вашем районе связана с наличием близко расположенного химического завода, бензоколонки, линии электропередач или связана даже со строительным материалом, из которого построен Ваш дом, то это не геопатогенная зона — это техногенный фактор. По данным наших ученых, «промышленное загрязнение «повышает» онкозаболеваемость в 1,3–1,6 раз»*. Правда, зная щепетильность и педантичность немцев, особенно в вопросах собственной

---

* Рудник В. А. Там же, стр. 175–195.

безопасности, составной частью которой является здоровье, последнее вряд ли возможно.

Если Вы серьезно обеспокоены этим вопросом, попробуйте получить информацию о заболеваемости населения Вашего района и соседнего. Сравните полученные цифры. Если разницы никакой нет, значит, дело не в геопатогенной зоне. Если разница существенная и заболеваемость по какому-либо конкретному диагнозу в Вашем районе выше, следует попытаться поменять квартиру или же провести программу информационно-энергетической защиты Вашего жилья. В начале ответа на данный вопрос я особо подчеркнул, что некоторые ученые, занимающиеся проблемой геопатогенных зон, не исключают их негативного информационного влияния на организм человека, приводящего к болезни. Это означает, что миллионам, десяткам миллионов людей, пребывающих в таких зонах, необходимо воспользоваться программой информационно-энергетической защиты, о которой я расскажу, отвечая на следующий вопрос.

— Два года назад мы в результате обмена переехали в другую квартиру. Но через несколько месяцев почти все стали чувствовать себя плохо. Какая-то слабость, недомогание, отсутствие сил и желания что-то делать. Все время хотелось лечь. Муж стал жаловаться на сердце и спустя полгода скоропостижно скончался от инфаркта. У мамы нашли рак, который уже поздно было оперировать...и через несколько месяцев мы ее похоронили. Доктор! У меня такое ощущение, что все наши беды начались с переезда в эту новую квартиру. Так ли это? И если так, то что нам делать? Ведь со мной жи-

вет дочь с ее мужем, внуки, которые тоже стали болеть, не говоря уже обо мне.

Колоссальные трудности с внедрением в практику понятия «информационные искажения» связаны с тем, что их наличие пока невозможно определить с помощью даже самых сверхчувствительных приборов, которыми располагает на сегодняшний день передовая наука. Связано это с тем, что информационное поле — не есть некая энергия, рожденная физическим источником, это даже не энергия молекулы или атома. Информационное поле рождает физическое поле и являет собой источник любого поля в Физической Вселенной, любого физического тела, начиная от кварка или лептона (составляющих элементов ядра атома) и заканчивая космическими телами — планетами, звездами. Но, будучи источником, это поле может подвергаться воздействию со стороны созданной им формы. Вот отчего сегодня ученым так трудно говорить об этих полях, ибо они не найдены и никак не фиксируются, но в то же время практика исследований заставляет ученые круги предполагать, что эти поля существуют.

Моя же медицинская практика подтверждает, что именно информационные поля играют важнейшую роль в поддержании здоровья или в формировании болезни. Человек в месте своего длительного пребывания формирует окружающее пространство «под себя». Конечно же, он это делает неосознанно, даже не догадываясь, что такие процессы происходят. Но это действительно так. Я обозначаю это следующим образом: человек вносит информационные искажения в доступный и «подвластный» ему объем пространства. Наиболее стойкое искажение человек формирует в своем жилище, потому что по времени пребывания это наиболее длительная среда его обитания. И когда в такой квартире на длительное время или на всю оставшуюся жизнь селится другой человек, другая семья, то возникает «конфликт» между стойким, сформированным, устоявшимся информационным полем бывшего хозяина и информационным полем нового человека. Возникает «конфликт полей», жертвами которого становятся въехавшие в эту квартиру люди.

Действительно, очень часто, если не сказать почти всегда, с переездом в другую квартиру, наполненную информационными полями нескольких поколений больных людей, люди испытывают неосознанное и необъяснимое чувство дискомфорта и даже страха. Что-то не то, все валится из рук, сон становится беспокойным и т. д. и т. п. Я всегда советую людям стараться получать или покупать квартиру в новом доме и по возможности приобретать только новые вещи, новые машины. И советую это именно потому, что каждый миллиметр квартиры, даже ее атмосферы, каждая вещь «пропитана» информационными полями ее первого хозяина. Можно постирать старую кофточку, в конце концов провести химическую чистку, но информационное поле не смоется ничем. Старые вещи умерших родственников, знакомых, друзей нужно выбрасывать или сжигать. Что же касается квартиры — здесь у подавляющего большинства людей почти нет выбора: разъезд или обмен необходимы в силу различных жизненных обстоятельств. В конце концов освобождаются квартиры еще и потому, что люди, жившие в них, ушли в мир иной. Не разрушать же дома и не оставлять пустующими квартиры. Что делать? И можно ли как-то изменить, разрушить информационное поле предыдущих хозяев и «очистить» помещение?

Можно. Прежде всего необходимо выбросить из квартиры максимально все, а лучше — абсолютно все, что имело отношение к прежним хозяевам. Еще до начала ремонта необходимо тщательно вымыть квартиру и провести программу ее информационного очищения, которая заключается в следующем. Всю квартиру необходимо вымыть информационно-насыщенной — заряженной на энергетическом буклете — водой. Разложить на все подоконники лечебные буклеты и на каждую стену скотчем прикрепить по буклету. В центре каждой комнаты положить лечебный буклет, поставить на него открытую литровую банку с водой и ежедневно следить за этой водой. У многих буквально через час-два, а то и меньше, в ней станет образовываться осадок, вода может приобрести неприятный запах, изменить цвет и т. п. Каждый день воду надо выливать и заменять новой.

Такую «нейтрализацию» — информационное «очищение» — квартиры необходимо проводить в течение недели, при этом каждый день еще и омывать квартиру информационно-насыщенной водичкой. На седьмой день (вечером) поставьте свечи в центре каждой комнаты, каждого помещения, зажгите их и, обращая свой взор к Господу, произнесите молитву: «Господи! Отец Небесный! Ангел мой — Хранитель! Прошу, молю Тебя: очисти обитель мою от чужого Духа. Изгони его навсегда из квартиры моей. Войди в мой дом и наполни его светом любви Своей, чистоты Своей. Мое сердце открыто пред Тобой и наполнено любовью к Тебе! Избавь, Отец Небесный, меня и семью мою от этой напасти. Молю и прошу Тебя, освети обитель мою здоровьем! Аминь».

После этого пройдите со свечой по периметру квартиры, заходя во все помещения, и поблагодарите Бога и Ангела своего за то, что вас услышали. Затем вновь вернитесь в центр своей комнаты и со словами: «Чужой Дух, выйди вон из обители моей!» — погасите свечу и еще раз поблагодарите Господа. Только после этого вы можете начинать ремонт квартиры. Все буклеты уносите с собой, чтобы после того, как вселитесь, вновь раскрыть их (см. ниже по тексту).

Если вы уже вселились в квартиру и сделали ремонт, не успев провести программу информационного очищения, то я рекомендую следующее. Информационно насытить (зарядить на лечебном буклете) воду и после проведения влажной уборки квартиры протереть ею не только пол и стены, но и с помощью пульверизатора увлажнить воздух квартиры. Причем это необходимо делать ежедневно в течение первой недели, через день в течение следующей недели, через два дня в течение третьей недели и затем один раз в неделю после уборки квартиры в течение года или двух лет. Лечебные буклеты в раскрытом виде необходимо держать на каждом окне вашей квартиры постоянно. На одном из буклетов пусть всегда стоит стаканчик с водой. У входной двери под половичок тоже уложите буклет, и пусть он находится там постоянно. Во время вечерней молитвы, после окончания заочного сеанса, просите Господа и Ангела своего очистить вашу квартиру от присутствия Духа живших когда-то здесь людей: «Господи! Отец Небесный! Ангел мой — Хранитель! Прошу, молю Тебя — очисти обитель мою от чужого Духа. Изгони его навсегда из квартиры моей. Войди в мой дом и наполни его светом любви Своей, чистоты Своей. Мое сердце открыто пред Тобой и наполнено любовью к Тебе! Избавь, Отец Небесный, меня и семью мою от этой напасти. Молю и прошу Тебя, освети обитель мою здоровьем! Аминь».

Если вы приобрели подержанную машину, обязательно поместите в нее лечебный буклет в раскрытом виде. Кроме того, в течение первой недели протирайте корпус машины заряженной на буклете водой и опрыскивайте ею салон своего автомобиля.

— *Сергей Сергеевич! У меня почернела серебряная цепочка с крестом. Такое уже у меня было, я почистила в мастерской и стала носить, и вот снова цепочка черная. Что это? И к чему это?*

Когда чернеет нательная серебряная цепочка, это свидетельствует о наличии у Вас хронической болезни, вызванной информационными искажениями различной степени сложности. Вы почистили цепочку, но она через некоторое время вновь почернела. Это значит, что болезнь никуда не делась, она продолжает развиваться. А Вам следует активно заняться собой — обследоваться, поставить правильный диагноз и лечиться, используя весь арсенал лечебных средств, включая и энергетическое лечение. И индикатором Вашего выздоровления будет блестящая, нетускнеющая серебряная цепочка. Эта тема очень обширная и интересная, и в ближайшем будущем в своих книгах информационно-энергетического Учения я обязательно буду раскрывать ее более подробно.

О ПОСЛЕДСТВИЯХ ВСТРЕЧ С ГАДАЛКАМИ

— В моей жизни была большая любовь, но нам пришлось расстаться, потому что мой любимый был женат. В этот период в моей жизни появилась женщина — умная, образованная, в прошлом оперная певица. Она обладает даром гадания на картах и имеет связь с церковью, то есть со священнослужителями. Она мне сказала, что жена моего любимого сделала мне очень много плохого и мне нужна защита. Я была ей очень благодарна, отдавала деньги за ритуалы, которые свершались в церкви. Мы поддерживаем связь до сих пор, но иногда меня это очень тяготит. С тех пор моя жизнь в какой-то степени зависит от нее, а я достаточно самостоятельный человек. Порой мне хочется порвать эту связь, но я вспоминаю, как много она для меня сделала, и мне становится стыдно. Сергей Сергеевич! Помогите понять, кто она для меня, — добрый друг или человек, от которого мне надо держаться подальше?

Приход любви — это величайшее событие в жизни любого человека. Это свет, который наполняет окружающее пространство и тебя самого. Это такая сладость, которую не сравнить ни с чем. Это ожидание, это предвкушение, это... Великое, неимоверное счастье, когда любовь взаимна, когда ее никто не может запретить, ограничить ни временем, ни пространством, когда нет никаких препятствий для влюбленных в развитии любви, когда они свободны в своем выборе. Но далеко не всегда бывает именно так. Далеко не всегда. И нередко, как в данном случае, сильная, настоящая любовь наполняет сердце женщины, а ее любимый оказывается женатым. Сколько страданий выпало на ее долю, сколько выплакала она слез, сколько раз говорила себе: «Все, надо это прекратить. Все, так нельзя, ведь он женат». Но любовь не вытравить, ее не изгнать из сердца по одному лишь желанию. Это со стороны легко говорить, со стороны легко давать советы и осуждать. А когда любишь... Да еще женатого. Именно любовь поддерживала ее в жизни, именно она давала силы и именно она все больше и больше наполняла сердце чувством тревоги за будущее, потому что соединиться им было не суждено.

И вот наступил этот самый драматический, самый страшный день в ее жизни — они расстались. (Эту тему я раскрою шире в одной из следующих книг — в книге «Мужчина и женщина»). Что она пережила и как она это выдержала — не знает никто. Одно дело, когда уходит любовь из сердца, и совсем другое, когда она остается с тобой, а любимый ушел и даже не позвонит. Куда идти, к кому, с кем разделить это очень личное, сокровенное, трогательное, чистое, оскорбленное и заживо «погребенное» чувство? Число век раздавлен, все краски мира померкли для него, все люди кажутся на одно лицо... Жить не хочется, вообще ничего не хочется. Разве что выговориться, но только кому?

И вот появляется она — всегда яркая, умная и образованная, все знающая, все предсказывающая... Такие люди обладают поразительным чувством «видеть» свою жертву и начинают очень тонко окутывать ее своими чарами. Результат один — через какое-то время (иногда даже через несколько лет, в зависимости от искусства чар «провидицы»), наступает день прозрения, но человек уже находится в ее власти. Он понимает, что потерял свою независимость, что полностью или почти полностью находится под ее влиянием. И кажется, что разорвать эту связь невозможно. Почему? Да потому, что в самый трудный период жизни, в самые трудные вечера и даже ночи — она была рядом, ее голос по телефону успокаивал и давал надежду. Как же можно оказаться неблагодарной? Так (или примерно так) рассуждают многие, и не только женщины.

Дорогая моя! В трудный период твоей жизни рядом с тобой оказалась женщина, которая смогла утешить тебя, поддержать, не дать «упасть». Она смогла сделать то, чего не смог бы сделать никто в те дни. Надо отдать ей должное и сказать спасибо. (Я сознательно не говорю ни о картах, ни о гадании и пр. Ведь дело не в этом. Дело в участии, в человеческом участии). Этот период в твоей жизни завершился. Ты встала на ноги и вновь обрела себя. К тебе вернулись силы, и ты вновь хочешь жить и любить. С этого момента она уже не может быть рядом с тобой. С этого момента тебе необходимо уйти от нее во всех смыслах. Только не бойся. Многие считают, что если уходишь от гадалки, провидицы, то она может в будущем навредить тебе. К счастью, они не обладают такой силой, потому что у них ее просто нет. Если это образованная и умная женщина, то она после твоих слов благодарности пожелает тебе счастья. Если поведет себя по-другому, значит...

Помни, моя родная! Сейчас ты уже твердо идешь по дороге своей жизни. И я благословляю тебя.

КАК РЕАГИРОВАТЬ
НА ОБИДУ

— Не могу простить обидчика, а мне говорят, что за это я никогда не поправлюсь. Жду Вашего совета.

Дорогая моя! Человек живет среди людей. Вначале круг его общения и мировосприятия замыкается на маме, семье, затем этот круг начинает расширяться домом, улицей, поселком, городком, школой, институтом, коллективом и т. д. И как только человек пытается утвердить себя, отстоять свое мнение или свое право на собственное мнение, — с этого момента он уже сталкивается с непониманием, что нередко выражается в попытке обидеть, унизить и даже оскорбить. Это можно наблюдать уже во взаимоотношениях между мамой и ее же ребенком, между отцом, который всегда прав, и... Мама, утверждающая свое право диктовать что-либо своему малышу путем постоянных окриков типа: «Нельзя!» или «Иди немедленно спать!» или «Ешь кашу! Не съешь — не пойдешь гулять!» и т. п., ограничивает попытки маленького человечка познать мир и уже наносит ему обиду. Но он еще этого не осознает и поэтому спокойно все переносит.

Люди взрослые, имеющие за плечами и жизненный, и профессиональный опыт, ежедневно и по многу раз в день сталкиваются с людьми, считающими, что они все знают и все умеют, а значит, обладают правом указывать другим, чтó и как необходимо делать, как жить и пр. Это и есть жизнь. Вас могут попытаться оскорбить, унизить где угодно — на улице, в трамвае, в метро, даже в театре... И, как правило, на такой словесный выпад вы отвечаете собственной тирадой и в результате, если, к примеру, это произошло в театре, не можете успокоиться весь спектакль. Конечно же, это изначально неправильно.

Одни люди быстро успокаиваются и забывают о происшедшем, но другие очень долго носят обиду в себе, тем самым провоцируя болезнь и давая ей возможность развиваться. Причем это касается не только гипертонии, бессонницы, стенокардии. Это касается любой болезни — ведь подобные ситуации, с точки зрения информационно-энергетического Учения, приводят к ослаблению системы Тонкого тела, что является основой развития любой патологии. Мелкие обиды со временем все-таки забываются. Но есть обиды, которые человек носит в себе всю жизнь и говорит, как в данном случае женщина, что не может простить обидчика.

С позиций информационно-энергетического Учения, простить обидчика — это значит просто забыть о нем. Причем забыть настолько, чтобы он стал вам безразличен, чтобы у вас не возникало никаких эмоций даже тогда, когда почему-то вы внезапно вспомнили об этой ситуации. Своих пациентов я всегда учу тому, чтобы они «не впускали в свое сердце» никакую обиду, никакую агрессию, никакую трагедию, ибо это разрушает внутреннюю гармонию Мира Человека и дает начало развитию болезни.

В связи с этим, дорогая моя, никто не говорит Вам, что надо прощать в буквальном смысле этого слова. Надо просто научиться не реагировать на такие ситуации и помнить, что жизнь гораздо многограннее и интереснее, и не стоит ограничивать ее, в том числе и памятью о нанесенной обиде.

ОБ УСЫНОВЛЕНИИ ДЕТЕЙ

— Дорогой Сергей Сергеевич! Мы с мужем удочерили дочку. Сейчас ей ... лет. Она уже замужем и подарила нам прекрасного внучика. Мы с мужем сделали все возможное, чтобы наша дочь считала нас родными. Нашей тайны не знают даже наши родные и родственники. Но когда ей было 10-12 лет, она спрашивала нас, почему ее подружки говорили ей, что она нам неродная? Я объяснила ей, что это неправда. Теперь я терзаюсь вопросом, должна ли я сказать ей правду? Имею ли я право скрывать от нее истину рождения? Семья у нас дружная. Муж работящий, не курит и не пьет, отличный семьянин.

Мои дорогие, это действительно ваша родная дочь и роднее не бывает. А это значит, что не следует ей ничего рассказывать о том, что ее родила другая женщина. Подчеркиваю — женщина! Матерями и отцами становятся не только потому, что зачали и родили, а потому, что воспитали, вложили всю свою любовь, все свои душевные силы, потому что выучили, дали образование, привили самые лучшие человеческие качества.

Я не приемлю тезис, что раз ребенок приемный, то ему в какой-то момент жизни, когда он повзрослеет, необходимо обязательно рассказать, что он не является родным. Что значит не является родным? Роднее не бывает! И что значит сказать правду? Если вы сумели вырастить настоящего замечательного человека, если вы отдавали ему материнскую и отцовскую любовь, это же будет неправдой сказать ему, что он неродной. Он самый родной, он самый желанный и самый любимый — ведь вы посвятили ему свою жизнь.

С позиций информационно-энергетического Учения, в Плоть младенца при рождении входит Душа, а Ангел окутывает и оберегает его на протяжении всей его земной жизни. Так вот тело — Плоть — несет в себе физические признаки его физических родителей. Только и всего. А формируют человека, наполняют его Душу земной любовью, а значит становятся настоящими родителями те, кто вкладывает в малыша свою любовь, свою ласку, свои чувства, свои знания... И это замечательно, когда физические родители остаются родителями. А ведь не так уж и редко бывает совсем наоборот. Бывает так, что оставаясь в семье физических родителей, ребенок заброшен, уничтожен, раздавлен жестокостью и холодным безразличием. Там нет не только любви... Там к собаке относятся лучше, чем к детям... Вот отчего, родные мои, я говорю вам: вы — истинные и настоящие родители своей дочери! Утвердитесь в понимании этого и живите спокойно! Я благословляю вас на счастье и любовь. И да хранит вас Бог!

ОБ УЧЕНИКАХ ДОКТОРА

— *Уважаемый Сергей Сергеевич! Мы все — Ваши ученики. А есть ли у Вас Ученики, способные, как Вы, вызывать Энергию Сотворения для других людей? Или это Дар только от Бога и «передать» его невозможно.*

Учитель славен своими учениками. Учение живет и совершенствуется потому, что знания и умение их применять в практической жизни не только передаются от учителя ученику, но и наполняются новым содержанием, потому что ученики в своем познании идут дальше своего учителя. Это естественный процесс эволюции знаний, эволюции науки. Если этого нет — все останавливается, скудеет и в конечном итоге умирает. Спасибо вам за то, что вы с гордостью говорите и пишете: «Мы — Ваши ученики». Но все-таки, согласитесь, это не совсем так. Ведь ученик — это не просто человек, разделяющий и принимающий взгляды и философию другого человека, которого он называет своим Учителем. Принимающий Учение является его носителем, несущим Благую Весть о нем в окружающий мир — людям, живущим рядом. Причем носитель Благой Вести не навязывает никому это Учение, не заставляет принимать его. Своим примером выздоровления и Преображения он заставляет людей остановиться, посмотреть на него другими глазами и спросить: «Что с тобой произошло? Где ты лечился? Ты как-то помолодел, похорошел... Подскажи, направь, посоветуй...»

В нашем Храме высшим внешним проявлением высочайшего доверия друг к другу и принятия в ряды учеников являются мои слова, обращенные к конкретному человеку: «Я принял Вас! Вы — мой пациент!» Слово «пациент» у нас имеет гораздо более глубокий смысл, чем просто «больной человек». Проще было бы сказать «ученик», правда? Но ведь у нас все необычное: и школа, и университет, и программа, и экзамены...

Многие мои пациенты пишут мне, что являются студентами 1, 2...9 курса Университета Жизни. Я с ними согласен. Мы все (и я не исключение!) являемся учениками — студентами Университета Жизни, в котором Истинным Учителем является Великая и Бесконечная Вселенная и мы все, отдающие друг другу свои знания, свой опыт жизни и борьбы за здоровье. И наш главный экзамен, главный отчет и отличная оценка — это полное выздоровление на пути истинного Преображения. Это одна сторона ответа на данный вопрос.

Другая сторона — Дар Посвящения! Это дается, но не передается. Можно научить человека технике экстрасенсорики и т. д. и т. п. Можно бесконечно долго давать ему знания, благо сегодня столько литературы по парапсихологии, экстрасенсорике и пр. Но... научить человека вызывать информационно-энергетические потоки Энергии Сотворения невозможно, а научить «управлять» ими — тем более. Это дается свыше. Господь «помечает» избранника, а это значит, что никто из избранных не может передать эти способности другому человеку. Человек, «помеченный» Господом, в предназначенный для него срок обязательно начнет свой Путь Посвящения. Станет ли он достойным этого Великого Дара — зависит от него самого. Только единицы прошли этот Путь. Ведь когда даются такие Знания, можно писать книги, учить людей, давать мудрые советы... А вот исцелять... Пройти вместе с больным, умирающим человеком его путь к здоровью, «вытащить его из трясины», поднять его и показать, каков он и в чем причина его страданий и болезни — тяжелее ноши не бывает. Меня мало кто может понять из живущих ныне людей, потому и задают подобные вопросы, полагая, что то́, что я делаю, сродни легкой прогулке...

Да, со мной работают мои помощники, обладающие удивительными способностями лечить людей. Все они — мои давние пациенты, имеющие высшее или среднее медицинское образование. Но они работают в Поле информационно-энергетических потоков Энергии Сотворения, которая приходит вместе со мной.

Пройдя определенную часть этого Пути, могу сказать одно: это великое счастье видеть, как возрождается человек, как больной, немощный, разуверившийся в жизни, прижатый к земле и загнанный в жизненный тупик, он поднимается и становится здоровым, сильным, преображенным. И когда видишь, как тысячи и тысячи твоих современников обретают себя, как в едином порыве они говорят: »Спасибо Тебе, Отец Небесный, за то, что посчастливилось в этой жизни быть не просто свидетелем, но и участником великих событий!» — слезы радости рекой льются из глаз, а сердце наполняется чувством любви и восторгом от осознания того, чего мы смогли достичь. Но я не пожелаю никому нести эту самую тяжелую, готовую, порой, раздавить тебя ношу не столько людской боли и печали, сколько человеческой жестокости по отношению к тебе. Не так уж и редко чувствуешь, что тебя готовы просто разорвать на кусочки, растерзать...

Живите, мои дорогие люди, в здоровье, любви и радости, обретая себя, оберегая себя и своих родных. Сегодня вы не одни в этом Мире. Сегодня с нами Великая Сила Живой Вселенной!

УЧЕНЫЕ — ДОКТОРУ

В подавляющем большинстве случаев ко мне приходят письма от пациентов, принимающих заочное лечение. Но помимо этого в течение последних лет я получил и продолжаю получать письма поддержки от ученых нашей страны и стран бывшего Союза. И было бы несправедливо по отношению к этим людям не опубликовать хотя бы несколько выдержек из их писем в знак моей глубокой благодарности за их поддержку.

— **Уважаемый Сергей Сергеевич! Я ученый, профессор, доктор физико-математических наук, академик Академии наук нашей страны. Прошел весь тернистый и очень сложный путь становления. Не понаслышке знаю, как тяжело и иногда невыносимо (даже опускаются руки) отстаивать новое в науке. Но мне было легче — с одной стороны, научные руководители, целая научная школа, затем коллектив, затем лаборатория, институт. А это сотни и сотни ученых, экспериментальная база и т. д. и т. п. И все равно вечное сражение, вечное пробивание...**

Как Вам живется, дорогой Доктор?! Как Вам удается сохранить себя и тот удивительно чистый дух исследователя и практика? Я могу только догадываться из собственного опыта, как Вам тяжело и через что Вам все время приходится проходить. А тем более такая популярность! У нас в стране не любят популярных в народе ученых-исследователей.

— **Дорогой коллега! Преклоняюсь перед Вашим мужеством в отстаивании своей позиции. Я возглавляю кафедру медицинского университета. Знаю, что почти невозможно «пробить» что-то новое, так необходимое сегодня в медицине. Медицина, пожалуй, самая консервативная из наук. Вы это тоже знаете. Как Вам удается просто жить и блестяще делать свое** дело? Где Вы берете силы? Берегите себя и знайте, что Вы «переворачиваете» многих из нас. Высшая школа уже говорит о Вас. Да, доброжелательно и уважительно в кулуарах. Да, недоброжелательно и даже зло «на публике» — очередной способ самоутверждения серости, которая сплошь и рядом. Но знайте, уважаемый коллега, в кулуарах нас становится все больше и больше.

Держитесь, наш дорогой! Скоро в учебниках медицины обязательно будет Ваше информационно-энергетическое Учение.

Спасибо вам, дорогие мои коллеги, и низкий вам поклон! Можете не сомневаться, что ваши фамилии не будут опубликованы в моих книгах по вполне понятым и очевидным причинам. Спасибо вам, написавшим, и тем, кто не написал, но незримо поддерживает меня и просит передать слова поддержки по телефонам моей справочной службы. Спасибо всем, кто сегодня вместе со мной, кто сумел освободиться от догм в своих представлениях о мире и человеке, кто на конференциях открыто поддерживает меня. И конечно же, спасибо всем моим очным и заочным пациентам, которые поверили мне, приняли информационно-энергетическое Учение и, встав на путь исцеления, выздоровели или выздоравливают. Ведь именно результаты очного и заочного лечения — выздоровление людей — являются неоспоримым доказательством правильности избранного мною Пути.

Да, многое еще непонятно. Да, чем дальше я продвигаюсь в своем познании, тем больше возникает вопросов, на которые нет ответа ни в одном учебнике, потому что этих ответов просто нет. Но практика выздоровления, освоение все новых и новых методик постоянно расширяют горизонты наших знаний и представлений о Мире, в котором мы живем, о Вселенной, о Человеке! Все это дает мне силы и поддерживает меня. Не могу сказать, что мне очень тяжело сейчас, что меня атакуют до такой степени, что мешают работать. Сейчас я более защищен, чем когда-либо. И защищен своим истинным, выработанным в процессе моей практики спокойствием и равнодушием к тем, кто пытается меня укусить, ужалить, оскорбить.

Раньше, когда я только начинал свой Путь, оставаясь еще в пределах традиционной медицины, от различных выпадов в мой адрес меня спасала страстная увлеченность тем, что открывалось во мне. Каждый день приносил все новые и новые открытия, которые поглощали и увлекали меня настолько, что я порой забывал обо всем на свете...

Кроме того, меня «спасали» и сами источники подобных выпадов — они болели и понимали, будучи высококлассными профессионалами, что то или другое заболевание не лечится, и приходили ко мне полечиться или направляли ко мне своих родных и близких. По мере того, как возрастала моя популярность как врача, меня почему-то пыталась «жалить» церковь, хотя к ней я не имел и не имею совершенно никакого отношения. Я лечу, по сути, спасаю людей от тяжелейших болезней, а церкви почему-то это не нравится. Ну, это на их совести. История нас рассудит, а люди сердцем чувствуют, где правда, а где ложь...

Конечно, сегодня, когда моя известность перешагнула границы не только моего города, но и страны и достигла ушей власть имущих, тех, кто присвоил себе право на истину, я знаю из ваших писем и звонков, какие идут на тех уровнях определенные разговоры обо мне. Но меня это совершенно не заботит, уверяю вас. Знаете, что больше всего «уничтожает» таких «разговорщиков?» Когда они, представляясь во всех своих регалиях, звонят в справочную службу и слышат в ответ: «А почему Доктор должен Вам звонить? Доктор не делает исключений никому. Вы больны? Приезжайте, покупайте абонемент и лечитесь». Как вы думаете, мои дорогие коллеги, какое после этого будет отношение ко мне?

Это моя позиция: каждый больной человек, приходящий ко мне, должен забыть свое социальное положение и стать обычным, нормальным человеком, чтобы вместе с остальными моими пациентами идти по пути исцеления. Другого не дано. И отступать от этого принципа я не намерен.

ЗАКАЛИВАНИЕ И БОЛЕЗНЬ

— *Вот уже несколько лет я обливаюсь холодной водой и не болею никакими простудными заболеваниями. Но у меня стенокардия, аритмия и гипертония II ст. Можно ли мне продолжать эту процедуру или прекратить во избежание чреватых последствий? Я приехала из города Задонска Липецкой области, а в июне был у Вас мой муж. Я очень благодарна Вам за помощь ему. Мы с ним занимаемся заочно 10 месяцев. У нас есть хорошие достижения. Благодарим Вас!*

Если Вы на протяжении длительного периода своей жизни занимаетесь закаливаем, и на фоне этого у Вас возникли стенокардия, гипертония, то есть серьезные сосудистые заболевания, то необходимо очень осторожно подходить к дальнейшей перспективе закаливания, потому что в момент соприкосновения тела с холодной водой возникает спазм сосудов, что может привести к возникновению приступа и обострению Вашего заболевания. В любом случае необходимо советоваться с Вашим лечащим врачом.

Если же человек страдает хроническими заболеваниями и никогда не проводил процедур закаливания и обливания холодной водой, то начинать это делать сейчас для него крайне опасно. В этом случае также необходима консультация с врачом.

Я рекомендую проводить локальные водные процедуры закаливания для лечения и профилактики заболевания сосудов. Приобретите мою книгу «Книга, которая лечит. Сердце и сосуды.» и проводите такие процедуры.

О ГЛАВНОМ ЖЕЛАНИИ

— *Можно ли сформулировать свое Главное желание как пожелание здоровья духовного и физического моей дочери? Она живет в другом городе, много болеет, приезжать на сеансы не может.*

Главным лечебным фактором, восстанавливающим организм и помогающим ему уничтожить болезнь, являются Поля Энергии Сотворения. Энергия Сотворения как часть Мира Жизненного Духа Божественной Вселенной* во время процедуры Ее призы-

---
* См. книги Учения. — *Примеч. ред.*

ва входит в Мир человека благодаря его Ангелу, который понимает человека, знает, чего он хочет, какова его цель на ближайший период жизни и что является для него главным в жизни. Таким образом, Главное желание человека является тем стержнем, вокруг которого фокусируются, концентрируются информационно-энергетические Поля Живой Вселенной. Оно, желание, является определяющим для поддержки этой огромной Силы. И это желание, несмотря на все жизненные обстоятельства, меняющуюся ситуацию и т. п., все время будет находиться под «контролем» Ангела, благодаря чему формируется будущее человека, и все, что окружает его в этой жизни, будет направляться на реализацию этого желания.

Вот почему я все время говорю своим пациентам: «Не меняйте свое Главное желание хотя бы в течение нескольких лет. Сформулируйте его для себя в краткой и несложной для понимания фразе и во время заочного лечения, в час своего общения с Ангелом, обязательно вслух подтверждайте его. Ангел должен быть все время нацелен на исполнение именно этого желания. Если вы станете менять свои желания во время заочного или очного лечения, у вас ничего не получится: «испортятся» ваши отношения с Ангелом, Он перестанет вас понимать. А если это произойдет, наступит настоящий хаос, и ни о какой гармонии вашего Мира, а значит и о здоровье, говорить не придется».

Вы хотите желать за свою дочь? Именно так, с точки зрения информационно-энергетического Учения, звучит Ваш вопрос. С наших обычных позиций, по-человечески, мы все желаем, чтобы наши дети были здоровы и счастливы. Все это так. Люди просят об этом Бога в своих молитвах, совершают различные ритуалы и т. п. Но мы забываем (а многие просто не знают) о том, что для Бога нет детей и родителей, для Божественной Вселенной существует Человек — ее Творение. И «видит» Бог человека не нашим человеческим зрением, а по-своему — через свечение его Ангела. Мир человека — это триединство: Плоть, Душа и Ангел. И в этот Мир никто и ничто не может войти, кроме самого человека, поэтому и желать человек может только сам за себя. И от того, насколько его желание сильно, насколько упорно он идет к его исполнению, насколько прочны и устойчивы его взаимоотношения с Ангелом, зависит, исполнится это желание или нет. Впрочем, об этом я не раз уже говорил в своих книгах.

Дорогие мои мамы и папы! По-человечески я вас понимаю. Но…! Ваша дочь — взрослый самостоятельный человек. Ее Мир сформирован и так же, как Мир любого человека, защищен от любого вторжения. Вы «тереблите» своего Ангела, желая войти в Мир дочери, то есть войти в соприкосновение с Ангелом дочери и заставить Его сделать так, как Вам угодно. А ведь Ангел дочери «подчинен» только ей. Он — часть ее Мира, и Он недосягаем для Вас. Он не может слышать никого, кроме Вашей доченьки и Бога. Поэтому когда Вы во время «разговора» со своим Ангелом произносите Главное желание, касающееся Вашей дочери, — Он не просто не сможет реализовать его, Он даже не понимает Вас.

Дочь! Только она сама, определившись в этой жизни и встав на Путь исцеления и познания, сформу-

---

* См. книги Учения. — *Примеч. ред.*

лировав для себя Главное желание, должна обратиться к Господу через своего Ангела. Только тогда она
сможет и выздороветь, и реализовать себя. Надо, чтобы она осознала это как можно раньше. Здесь Вы, как
мать, можете ей помочь: поговорить, рассказать о себе,
о том, чем Вы занимаетесь, о книгах, которые лечат,
и ненавязчиво предложить ей почитать и познако-
миться с ними. Но только помните, что никакого на-
зидания быть не должно; Ваша дочь должна сама решить, нужно ей это или нет. Если Душа Вашей девочки готова принять любовь Вселенной, то много слов
говорить не придется и никаких доказательств или
доводов не потребуется. Я желаю Вам и ей удачи. И да
хранит вас Бог!

*— Помогите, пожалуйста, сформулировать
Главное желание. Я хочу, чтобы были здоровы дочь
и муж, но это как бы не лично мне. Если я скажу:
«Я хочу быть счастлива в своей семье», это будет
правильней? Ведь мое счастье зависит от них. Если
не так, то как?*

Я ответил на бóльшую часть Вашего вопроса чуть
выше. Что же касается счастья, как, впрочем, и здоровья, то все зависит от конкретного человека. Если
мы перекладываем ответственность за свое счастье на
плечи других и считаем, что будем счастливы или нет
в зависимости от того, как наши родные и любимые
люди будут относиться к нам, то вряд ли мы испыта-
ем настоящее, полное и глубокое счастье. Скорее нас
ждет разочарование.

Счастлив не тот, кто принимает, а тот, кто стремится сделать людей счастливыми...

— Трудно определиться с Главным желанием. Прошу счастья для себя и подразумеваю под этим: а) не только здоровье свое, но и близких; б) настоящую реализацию сыну и...себе(!); в) энергию хочется послать сразу в три дома, из-за этого некоторый раздрай; г) боюсь смотреть на те фотографии, где я молодая, ибо здоровья и хорошего самочувствия тогда не было.

Если человеку трудно определиться с Главным желанием, значит, у него этого желания просто нет. Парадокс! Но это так. Это значит, что Вы еще в самом начале своего движения и выхода на Путь. Представьте себе только, как чувствует себя Ваш Ангел, если до сих пор Он не знает, чего Вы хотите. Но это еще не самое худшее. Некоторые люди не знают даже, что они будут делать в течение дня, — у них нет программы будущего дня. А это губительно, очень губительно для человека. И в то же время многие люди путают повседневные желания с Главным желанием.

Главное желание — это стратегия жизни человека на десятилетие. А повседневные желания* — это тактика жизни. Но в любом случае и Главное, и повседневные желания должны быть четко сформулированы и произнесены в Ваших беседах с самим собой — с Вашим Ангелом. Только повседневные желания произносятся вечером и подтверждаются утром. А Главное желание произносится на пике молитвы, на вершине Вашего общения с Ангелом вечером, в тиши, в состоянии полного покоя и единения со своим Миром.

Направлять Энергию во время заочного сеанса куда-либо — это Ваше право. Но только помните, что един-

---

* См. книги Учения. — *Примеч. ред.*

ственный человек, энергетический потенциал которого Вы можете усилить, — это Ваши сын или дочь. Посыл Энергии сразу в три дома — совершенно бесполезное занятие. Хотите разобраться в этом лучше — читайте мои книги и изучайте информационно-энергетическое Учение.

И последнее: Ваш вопрос относительно фотографий. Если у Вас нет фотографий, на которых Вы и молоды, и здоровы, то, конечно, смотреть на фото, где Вы уже больны, не следует. Нужно смотреть на ту фотографию, которая «излучает» здоровье и молодость.

ОБЩИЕ ВОПРОСЫ

— Можно ли пользоваться всем членам семьи одними и теми же экземплярами книг? Продавец книг сказала, что у каждого должен быть личный набор книг.

Книга из лечебной серии «Книга, которая лечит» не совсем обычная. Каждая из книг несет в себе не только информационную составляющую, но и лечебную, целительную Силу, которая является частицей Энергии Сотворения Живой Вселенной. А это значит, что книга данной серии, являясь видимой частью этой Живой Силы, «привыкает» к тому человеку, который принял ее не только как источник знаний, но и как «орудие» борьбы с болезнью. Вот отчего те продавцы книг, которые понимают это, рекомендуют людям иметь индивидуальные экземпляры книг.

Другой разговор — большая книга «Заочное лечение», являющаяся методическим пособием для заочных пациентов. Этой книгой может пользоваться вся семья. Хотя опять-таки, если эта книга используется человеком не только в качестве источника новых знаний, но и как «Знак Призыва Энергии» в процессе заочного лечения, то я рекомендую каждому члену семьи иметь свою книгу (особенно это касается тех людей, которые не имеют целительных буклетов и возможности их приобрести).

— Как долго можно сидеть у компьютера 35—40-летней женщине (субфебрильная температура, кашель, низкая сопротивляемость организма)?

Если Ваша работа связана с компьютером, то в любом трудовом коллективе есть физиологически обоснованные и утвержденные государством нормы, определяющие, сколько часов может продолжаться Ваш рабочий день. Если же Вы работаете за компьютером самостоятельно, дома, то Вы должны ориентировать себя на следующее. Компьютеры бывают разные — с большим или маленьким объемом памяти, с большим или маленьким монитором. Сами мониторы бывают разного качества. А следовательно, излучение, которое от них исходит, тоже разное. В зависимости от этого Вы должны спланировать время своей работы за компьютером. Я рекомендую обязательно делать перерывы на 10—15 минут после 45-минутной работы с компьютером. Во время перерыва Вы должны дать отдых прежде всего своим глазам. Лучший отдых — это выйти на свежий воздух и посмотреть на природу. Но только — не курить! Для того, чтобы различные излучения, идущие от компьютера, не вызывали в Вашем организме болезненных реакций, я рекомендую лечебный буклет укладывать на стульчик, на котором Вы сидите во время работы, а второй буклет располагать под компьютером. Кроме того, во время работы с компьютером обязательно пейте информационно-насыщенную воду. А после окончания работы проведите хотя бы 30—40 минут на свежем воздухе — активно прогуляйтесь. И помните, что помещение, в котором Вы работаете, должно постоянно проветриваться.

— *Как абстрагироваться от человека, который несет отрицательный заряд?*

Ни один человек, живущий на земле, не может «нести отрицательный заряд». Человек может оказывать на Вас психологическое, физическое давление, он может быть Вам неприятен, может вызывать у Вас отрицательные эмоции различной степени и т. п. И конечно же, если такой человек находится с Вами рядом, некоторые говорят, да и пишут в своих книгах, о некоем «отрицательном заряде».

С точки зрения информационно-энергетического Учения, Мир человека устроен таким образом, что в него не может вторгнуться никто*.

Таким образом, ни один человек не может разрушить другого или нанести ему вред путем посыла ему некоего «отрицательного заряда». Все связано с Вашим собственным психологическим настроем на человека. А это значит, что если Вы спокойны, в какой-то степени даже безразличны к тому или иному человеку, то он не окажет на Вас никакого воздействия, да и вопроса такого у Вас тогда не возникнет.

Я знаю, что многие люди придают значение определенным вещам, за которыми, по их мнению, могут

---

* См. книги Учения. Мы говорим сейчас об энергетическом и информационном вторжении. — *Примеч. авт.*

последовать какие-то плохие события. Давайте посмотрим на себя и на других людей. Вот Вы идете по улице, и дорогу Вам перебегает черная кошка. (Я не раз приводил этот пример в своих залах). Часть людей мгновенно останавливается и делает все, чтобы не пересечь невидимую линию следов кошки. Делают что угодно: кто-то начинает поиски «крайне необходимого» предмета в своей сумочке, кто-то сосредоточенно пытается что-то достать из внутреннего кармана и т. д. Но все ждут... Чего? Того, что кто-то другой первым пересечет эту невидимую черту. Только тогда они, наконец, могут идти дальше.

В то же время часть людей, которые шли вместе с теми, кто остановился, продолжили свой путь, будучи заняты своими мыслями, интересным разговором друг с другом или еще чем-то. В общем, они ничего не заметили, да и вообще не обращают внимания на черных кошек... Как Вы думаете, с ними произойдет что-то негативное? Конечно же, нет. Не надо настраивать себя на что-то плохое! Как не нужно настраивать себя и на то, что кто-то из людей станет «отбирать» у Вас энергию или вносить некий «отрицательный заряд». Ваши внутреннее спокойствие и гармония, активная жизнь, направленная на созидание и сохранение собственного здоровья — надежный и непробиваемый щит для любого вторжения. Кроме того, носите с собой лечебный буклет — он уж точно защитит Вас от любого энергетического негатива, если Вы настолько неуверены в себе.

— У меня есть давняя знакомая, с которой мы вместе играли в волейбол за институт. В свое время она увлеклась астрологией и т. п. и с 2000 года

периодически лечится в психиатрической больнице. Каждый раз, когда мы встречаемся, она пытается провоцировать меня на выяснение отношений с периодическими устраиваниями «бурных сцен» при людях. Ее злость, агрессия, напор по отношению ко мне производят на меня глубоко неприятное впечатление. После этого в моей жизни обязательно происходит что-нибудь неприятное... Скажите, пожалуйста, это случайные совпадения или результат моей торопливости и неосмотрительности, или надо исключить всякую вероятность встреч с неприязненно относящейся ко мне знакомой, не ездить в привычное место отдыха?

Дорогая моя! Частично Вы уже сами ответили на свой вопрос. Конечно же, не надо ездить туда, где Вам неуютно и нехорошо, где Вы можете встретиться с неприятной, агрессивной и, к тому же, психически больной, а значит, полностью неадекватной личностью. Это же так очевидно, это настолько понятно, что, мне кажется, у Вас и вопроса такого не должно было возникнуть. А может быть, Вас просто тянет встретиться с ней? Может быть, после этой встречи Вы наполняетесь силой, здоровьем? Нет, как Вы пишете, совсем наоборот — с Вами начинают происходить какие-нибудь неприятности. А может быть, она имеет какую-то власть над Вами? Может быть, что-то сильное и глубокое связывает Вас с ней в прошлом? В любом случае немедленно избавьте себя от нее на всех уровнях, забудьте ее и больше никогда о ней не вспоминайте.

— Я очень боюсь оказаться в гробу, крышку которого забьют гвоздями, и гроб закопают. Что делать?

Если в своих мыслях человек думает о смерти и уж тем более о том, как он будет лежать в гробу, крышку которого будут забивать гвоздями, то назвать жизнью такое существование просто невозможно. Человек, думающий о смерти, лишает себя всех радостей земной жизни. Он уже при жизни умер, его просто нет, хотя он ходит, кушает, работает и т. п. Несомненно, что в основном такие мысли приходят в голову людям пожилого возраста, ушедшим от активной жизни, находящимся на пенсии и часто остающимся наедине с собой.

Человек должен активно жить в любом возрасте, активно созерцать, впитывать впечатления, обретать опыт земной жизни, передавать свой опыт молодым людям и ни в коем случае не впадать в уныние, переходящее в наваждение, в навязчивые мысли о смерти. Активно живущий человек, наполненный мечтой, желанием и претворяющий, реализующий себя, живет гораздо дольше того, кто отгораживается от окружающего мира, считая, что основная часть его жизни уже позади. Это философия.

Что же касается информационно-энергетического Учения, то мы знаем и, надеюсь, помним, что жизнь человека на Земле — есть временное пребывание разделенной Души в Физическом теле. Человек не уходит в небытие после того, как остановилось его сердце и перестала функционировать Плоть. Душа, вновь соединенная с Ангелом, покидает тело и возвращается в лоно Божественной Вселенной для продолжения построения расширяющегося Мира Живой Вселенной. А это значит, моя дорогая, что не надо бояться, что будет с твоей Плотью после ее смерти. Ведь тебя уже в ней не будет, ты уже будешь находиться далеко-далеко в просторах Великой Вселенной.

— Правда ли, что сажать елки во дворе — к смерти?

Нет, это домыслы, не имеющие под собой никаких оснований. Помните, что атмосфера хвойного леса практически не содержит болезнетворных микроорганизмов, ведь хвойные деревья выделяют особые вещества — фитонциды. И чем больше в вашем саду будет хвойных деревьев, тем чище будет воздух. Так что дышите на здоровье воздухом, наполненным запахом хвойного леса. У себя во дворе я посадил более пятидесяти елей и сосен.

— Может ли мед увеличить вес? До 45-ти лет была изящная, сейчас при росте 165 см вешу 82 кг, сахар не ем, голодаю по 9 дней, соблюдаю диету, все возвращается. Ем мало. Мне все говорят, что я полнею от меда.

Существует множество причин, приводящих к увеличению веса. Среди них — вполне очевидные, как мы говорим, банальные, порожденные «пороками» жизни современного человека: малоподвижный образ жизни, неправильный режим питания, превалирование в питании мучных изделий, сахара, ежедневное или частое употребление пива и т. п., недосыпание, переутомление и т. п. Кроме того, это и модное издевательство над своим организмом без учета его физиологических особенностей и потребностей — я говорю о всякого рода программах голодания, употребления в пищу продуктов, сочетание которых определяется по группам крови, о применении различного рода препаратов, «сжигающих» лишние жиры и килограммы и т. д. и т. п.

Среди причин, приводящих к увеличению веса, обязательно необходимо выделить и различные заболевания, связанные с дисфункцией эндокринной, нервной систем, органов желудочно-кишечного тракта, нарушением работы органов мочевыделения и сердечно-сосудистой системы. Не надо забывать и о наследственной предрасположенности к избыточному весу у некоторой части людей. Если в роду все полные — ни в коем случае нельзя вмешиваться в организм, ведь можно довести его до такой степени разбалансировки, которая приведет к тяжелой болезни.

Можно ли считать, что мед увеличил вес у данной пациентки? И вообще — может ли мед повлиять на значительное увеличение веса? Может, если Вы каждый день утром и вечером берете толстую белую булку, намазываете ее маслом, а сверху медом и с наслаждением вкушаете сию пищу. Если же Вы употребляете мед в качестве добавки к чаю, вместо сахара или с той же булочкой, но только от случая к случаю, то можете быть спокойны — он не повлияет на Ваш вес. Мед (хороший мед!) содержит очень много полезных и нужных Вашему организму веществ. Кушайте его на здоровье!

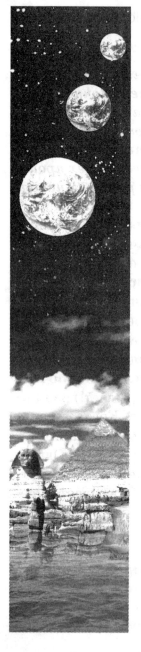

ЧАСТЬ 2. О БОЛЕЗНЯХ И ЛЕЧЕНИИ

ОБЩИЕ ВОПРОСЫ

— Я не понимаю разницы между лечебной гимнастикой и заочным сеансом. Они такие разные по технике исполнения, но оба ведь лечат. Хотелось бы разобраться для себя.

Вам обязательно нужно в этом разобраться, иначе у Вас не получится ничего в лечении с помощью Полей Энергии Сотворения. А для этого необходимо тщательно, внимательно и очень скрупулезно изучать серию книг информационно-энергетического Учения «Книга, которая лечит». Если у Вас таких книг нет, я рекомендую начать с книг «Я забираю Вашу боль» и «Заочное лечение». Как только Вы поймете, что энергетическое лечение — это не техника исполнения неких упражнений, а колоссальная внутренняя работа — Вам не придется более задавать подобных вопросов. Желаю Вам удачи.

— *Уважаемый Сергей Сергеевич! Скажите, пожалуйста, можно ли делать в книге «Заочное лечение» и в других Ваших книгах пометки — подчеркивание для себя карандашом или чернилами, чтобы нагляднее и быстрее ориентироваться в последовательности и правильности проведения всех процедур и быстрее войти в правильный ритм их исполнения?*

Вынужден напомнить Вам, моя дорогая, что каждая моя книга — это не просто обычная книга. Это «Книга, которая лечит». И лечит она потому, что само ее содержание вызывает вокруг нее определенную концентрацию Полей Энергии Сотворения. Надо очень бережно относиться к ней и стараться аккуратно трогать ее страницы, не марая их даже легким подчеркиванием. Впрочем, я думаю, что так следует относиться к любой книге. А ведь случается, слава Богу очень редко, что человек вырезает (или вырывает!) из книги образец анкеты и отсылает ее мне. Когда я получаю подобные анкеты, сердце болит от осознания такого воистину варварского отношения к книге. Одним словом — непонимание и нежелание понять, отсутствие культуры обращения с книгой. Оказывается, сегодня и об этом нужно говорить. Так что не марайте, пожалуйста, книги.

— *Можно ли мне во время заочного лечения посылать потоки Энергии Сотворения на больного сына? Как лучше это сделать? Не появится ли у него зависимость от меня? Подготовку и включе-*

ние в сеанс он проводит сам, после чего быстро засыпает, то есть не может потом вести потоки Энергии по своему телу.

Дорогая моя, очень внимательно изучайте мои книги! В уже вышедших книгах Вы найдете ответы на многие свои вопросы и на этот тоже. Одно дело, если Ваш ребеночек очень маленький и еще мало что понимает. В этом случае Вы открываете любую из моих книг и прежде всего — «Заочное лечение» и начинаете тихим спокойным голосом читать ту ее главу или страничку, которую именно в этот момент Вам хочется зачитать. Это и есть начало сеанса — в тот момент, когда Вы настроены на лечение и открываете книгу, лечение уже начинается, и потоки Энергии Сотворения окутывают Вашего ребенка. Если он засыпает — прекрасно, пусть спит, и будить его не надо. Необходимо дочитать абзац, затем прочесть часть одной из Проповедей и вслух попросить Господа через Ангела своего избавить Вашего ребенка от болезни. Когда ребенок проснется, дайте ему выпить заряженной водички и проведите с ним, если он в настроении, часть энергетических упражнений (делаете упражнения сами, а ребеночек пусть повторяет за Вами). Если он не хочет — не навязывайте ему эти упражнения, не заставляйте его их делать, просто сами перед ним проведите один из комплексов упражнений, а он пусть посмотрит.

Другое дело, если Ваш ребенок уже большой, умеет уже читать и писать, — в этом случае он должен делать все сам. Другого не дано. Да, Вы можете читать ему книгу, проводя таким образом предварительную подготовку к сеансу. Входить же в заочный сеанс и проводить энергетические упражнения он должен сам. Если в ходе сеанса, как в данном случае, ребенок заснул — это прекрасно, ведь Энергия Сотворения лечит организм через его Ангела. Пусть спит на здоровье — не мешайте ему и не будите его. Если он заснул вечером, пусть спит всю ночь, а утром проведет обычный ритуал утреннего заочного сеанса. Если же он заснул днем, то после того, как проснулся, постарайтесь ненавязчиво убедить его провести комплекс энергетических упражнений. Если он самостоятельно делать их не может из-за своего заболевания, тогда выполните перед ним сами этот комплекс упражнений. И соответственно после всего этого вместе со своим ребенком проведите процедуру выхода из сеанса.

Если ребенок заснул, а у Вас есть желание усилить работу Энергии в организме сына пока он спит, Вы можете направлять ее на него и мысленно желать ему выздоровления. Только помните, что основную «работу» совершает Ангел Вашего сына, управляющий движением Энергии в его организме*.

— Уважаемый Сергей Сергеевич! Мы с женой живем в одной квартире совместно с 53-летней дочерью, которая является одинокой матерью и имеет взрослых сыновей. С мужем она не живет и с нами поддерживает плохие отношения. Имеет самостоятельную семью, но с сыном не соглашается на оформление самостоятельных ордеров. Обстановка обостряется тем, что она была фанатиком коммунистической идеологии и морали, а сейчас стала мнимой (кажущейся) фанатичкой православия...Она с детства «заряжена» эгоизмом, дерзо-

---

* См. книги Учения. — *Примеч. ред.*

стью, лукавством, завистью и т. п. Дошло до того, что она сообщала настоятелю церкви** ..., что мы с женой посещаем «экстрасенсов». Я ей объяснял, что это не так, что мы посещаем сеансы информационно-энергетического Учения, но она не в состоянии понять... Хорошо, что протоиерей оказался мудрее и не решился беседовать со мной на эту тему. Видимо потому, что уже более 10-ти лет мы работаем вместе в общественной организации, где я являюсь его заместителем. Обстановка осложняется тем, что она мешает нам проводить заочные сеансы...

Можем ли мы с женой заниматься в одной комнате заочными сеансами, максимально поддерживая тишину и порядок? У нас тихо звучит музыка, и мы пытаемся заглушить посторонние шумы. Мы оба глубоко верим в Ваше информационно-энергетическое Учение, искренне любим Вас и охотно, с радостью посещаем Ваши сеансы-проповеди, купили и изучаем все книги; купили буклеты, фотокарточку и храним их, по Вашей рекомендации, на самом почетном месте и активно пользуемся ими. Посоветуйте нам, как лучше поступать в таком сложном положении? С любовью к Вам! Ваш искренний ученик.

Из любой ситуации всегда можно найти выход. Человек сам загоняет себя в угол, из которого ему практически не выбраться. Человек, который хочет стать здоровым, всегда найдет возможность проводить заочное лечение и входить в потоки Энергии Сотворения.

---

* Имя настоятеля упускаю по вполне очевидным причинам. — *Примеч. авт.*

Обстановка в вашей квартире не просто плохая, она отвратительная. И это связано с тем, что вы живете вместе с человеком (я говорю о вашей дочери), который в этой жизни не реализовал себя в силу совершенно очевидных обстоятельств, будучи очень амбициозным и в то же время ленивым, душевно бедным... я не буду далее продолжать. Всю жизнь, и особенно сейчас, она обвиняет в своих бедах всех и в первую очередь самых близких ей людей — своих родителей. Будучи довольно ограниченным человеком, она в то же время пытается навязывать другим людям свои представления и даже поучать их. Конфликт, разрастающийся конфликт, который не сулит в будущем ничего хорошего вам, мои дорогие...

Проводить заочное лечение в условиях негативного и агрессивного пространства практически невозможно. В книге «Заочное лечение» я указал, что одним из противопоказаний к заочному лечению является негативное отношение к этому членов семьи. Но все же в любом противопоказании есть исключения. Ведь сегодня это для вас единственный выход, чтобы не только остановить прогрессирование болезни, но и, может быть, урезонить дочь (хотя надежды почти нет). Несомненно, что шансы на успех в той обстановке, которая сложилась в вашем доме, значительно ниже, чем в нормальной уважающей себя и любящей семье. Но все же... Проводите сеансы именно в те часы, когда дочери нет дома, тогда они будут идти гораздо эффективнее. Обязательно проводите информационно-энергетическое «очищение» вашей квартиры, опрыскивая заряженной водой и протирая влажной тряпочкой, смоченной в этой водичке, полы, двери, мебель и пр.

Не вступайте в споры с дочерью, не пытайтесь ей что-то доказать и урезонить ее. Ей это как раз и надо — ведь таким образом она может хоть на какое-то время унизить вас, утвердить свое мнимое превосходство над вами.

Как только вам удастся восстановить гармонию своего Мира, она уже не сможет причинить вам никакой боли. Я благословляю вас, мои дорогие, и да хранит вас Бог.

— Совместима ли с энергетическим лечением иглорефлексотерапия?

Разумное сочетание всего полезного, чем обладает сегодняшняя медицина, — это лучший способ справиться с болезнью. В лечении больного человека нельзя абсолютизировать какой-либо один метод, какой-либо один подход. И в этой связи иглорефлексотерапия, имеющая богатую историю применения, по праву занимает достойное место в комплексном лечении больного. Единственное условие — это высокая квалификация персонала, проводящего ее. Так что — на здоровье.

— Можно ли заниматься одновременно эндогенным (внутренним) дыханием и Вашим лечением Энергией Сотворения?

Сразу чувствую, что задает вопрос человек, который практически незнаком с Учением или очень поверхностно прочитал одну из книг. Это не мое лечение, дорогая моя. Это Ваш путь к выздоровлению через возможность входа в Поля Энергии Сотворения.

Одновременно заниматься процедурой эндогенного дыхания на фоне проводимого заочного энергетического сеанса можно, но никакой пользы от сеанса не будет, потому что процедура заочного энергетического лечения подразумевает полное доверие своему организму и предоставление ему максимальной свободы. Если Вы во время сеанса станете сознательно контролировать дыхание, то получится не энергетический сеанс, а обычная процедура эндогенного дыхания. В связи с этим проводите эту процедуру отдельно от энергетического лечения. Это возможно для Вас. На здоровье.

— *Вы сказали, что нельзя никому рассказывать о своих подвижках в лечении. А я, когда писала анкету перед отъездом в С.-Петербург, рассказала своей сестре, она тоже Ваша пациентка. Что же теперь делать? Неужели Господь, Ангел мой и Вы, Сергей Сергеевич, отвернетесь от меня, не примете, и я больше не почувствую Божественную силу Могущественной Вселенной?*

Я, действительно, не рекомендую рассказывать не только о своих подвижках в лечении, но и о том, как Вы лечитесь, тем, кто не принимает участия в энергетическом очном и заочном лечении. Если же Ваша сестра является моей пациенткой, то Вы правильно делаете, что делитесь с ней своими успехами, укрепляя таким образом в ней веру и в ее выздоровление. Во время каждого лечебного цикла на одном из сеансов мои пациенты, выходя ко мне, делятся своими успехами в лечении, рассказывают о том, как проходили и проходят Путь своего Преображения. Их рассказы очень важны для всех нас, потому что мы не только видим и слышим людей, которые избавились от тяжелейших заболеваний, но и принимаем их опыт борьбы на «вооружение».

Другое дело, если Вы начинаете делиться своими успехами в лечении с человеком, который никогда ничего не слышал и не знает о подобном возможном для него пути восстановления здоровья. Он внутренне противится тому, о чем Вы говорите, и даже посмеивается над Вами, при этом делая вид, что заинтересованно слушает. К встрече с Энергией Сотворения человек должен быть внутренне готов, и эта готовность определяется не Вашими призывами и рассказами, а другим — его внутренним состоянием, его готовностью и потребностью изменить себя и свою жизнь. Так что, моя дорогая, продолжайте свой Путь вместе со своей сестрой-единомышленницей. Доброго вам пути.

— Почему Вы не рекомендуете нам — Вашим пациентам — рассказывать то, что происходит на Ваших сеансах, то есть рекламировать Вас. Чем больше людей будет знать о Вас, читать Ваши книги, заочно лечиться, тем крепче будет нация, государство.

Отвечаю на Ваш вопрос одним из многочисленных примеров:

1019968; 28.01.1954 г. р.

«Здравствуйте, уважаемый и уже родной мой Сергей Сергеевич! Решила все-таки сдать свою исповедь на последнем сеансе. Сначала думала, что не буду ничего говорить, чтобы не расстраивать Вас, но на 9-м сеансе Вы сказали, что если мы не будем рассказывать Вам обо всем, то и продвижения вперед не будет: будем топтаться на месте. Так вот, хожу я в Ваш Центр с августа 2000 года. Последние

10 лет ужасно мучила аллергия. А в этом году уже конец весны и заканчивается 1-й месяц лета, а я не чихаю, таблеток не глотаю, никакие капли не покупаю. И это заметила моя двоюродная сестра. Пришла и говорит: «Мне уже ничего не помогает. Все перепробовала из того, что рекламируют. А чем ты сейчас спасаешься?» Как раз тогда было много пуха, а у меня все сухо. Ну, я ей все и рассказала. Думала, что лето, можно достать абонемент. А она только посмеялась и сказала: «Никогда не поверю, что ты веришь в такую ерунду».

(Примеч. автора. Обратите внимание — это очень важный показатель «здоровья» нации. Она спросила свою сестру, будучи больной и испробовавшей все известные рекламируемые и рекомендуемые препараты от аллергии, которые ей ничуть не помогли, чем она вылечила свою аллергию? И когда та рассказала ей об этом в надежде помочь, ответ был дерзко агрессивным: «Неужели ты веришь во всю эту ерунду?»

Я каждый раз поражаюсь удивительной способности наших людей правильно болеть, принимать «правильное» лечение, которое не помогает, и при этом даже не задавать себе вопроса: «А почему такое дорогое и правильное лечение не помогает? Почему затраченные дни, месяцы, годы, колоссальные материальные затраты не приносят никакого облегчения страданиям? Почему, несмотря на горы и тонны лекарств и постоянную опеку высокопрофессиональных врачей всех уровней, болезнь продолжает прогрессировать?» Никто не задает себе такого вопроса. Все встали в одну сплошную очередь, ведущую постепенно в одно место. И если кто-то выздоравливает, мы, проявляя естественный интерес, спрашиваем, где и как и что за чудодейственное средство ему помогло и сколько оно стоит? Но когда оказывается, что это не то, что мы думаем, мы куражимся, злобно высмеиваем этого человека и говорим: «Надо же! Вроде бы серьезный человек, культурный, с должным уровнем интеллекта, а вот взял и поверил в какую-то чушь и вылечился. Вот уж смех да и только». Так или примерно так говорят тебе, мой дорогой человек, подобного рода люди, забывая, что ты уже выздоровел, а они стали за это время еще больнее и немощнее, и не так далек тот день, когда им уже будет все равно).

«И буквально на следующий же день начали чесаться глаза, нос и все, что могло чесаться. Мне надо было в день дюжину мужских носовых платков. В общем, сразу вспомнила уже, казалось бы, забытый кошмар. Пришлось купить капли, но они помогали на несколько часов, то есть постоянно надо было что-то принимать или капать. Так продолжалось дня 3—4, а потом во время заочного сеанса я стала просить Вас, Ангела о помощи, о прощении. И только после этого все прекратилось, и необходимость в каплях отпала. С тех пор всем, кто знал, что хожу в Центр С. С. Коновалова, я говорю, что уже не хожу туда вообще. Но когда я обсуждала свою ситуацию в Храме с людьми, которые уже давно ходят к Вам, они осудили меня за это, сказав, что здесь присутствует ложь. И я теперь не знаю, что делать? Летом 2000 года УЗИ щитовидной железы показало 5 узлов. А в этом году ни одного узла. С нетерпением буду ожидать очередных встреч с Вами. С Вами всегда так уютно, спокойно и надежно! До свидания.»

08.2002, с. Санкт-Петербург

Борьба человека с болезнью — это прежде всего его внутренняя борьба. Как он может объяснить эту внутреннюю борьбу? Во-первых, даже если он и попытается это сделать, он не сможет объяснить всю глубину и остроту происходящего с ним. Во-вторых, когда он будет это объяснять другому человеку, то тот его, естественно, не поймет, ибо его мышление не готово даже к таким самым привычным и уже родным для нас понятиям, как разговор с Ангелом, внутреннее

Преображение, любовь к себе. Он вроде бы и понимает, о чем идет речь, он много книг читал по эзотерике и знает, что такое Душа и Ангел, но он не может понять, как вся эта «теория» может вылечить человека от самых тяжелых заболеваний. Для него это — очередная умозрительная теория, он — вне ее, он — «прохожий». Так возникает двусторонний конфликт: с одной стороны, человек, который пытается что-то объяснить и доказать, вступает в конфликт с самим собой, потому что не в состоянии до конца осознать то, что происходит с ним на самом деле; а с другой стороны, он вступает в конфликт со своим оппонентом, который не в силах его понять.

Одно дело, когда человека прооперировали, вылечили такими-то таблетками или дорогостоящими инъекциями, и другое дело, когда человек, открыв книгу, которая лечит, вдруг избавился от радикулита и т. п. Человек, который пытается что-то объяснить или доказать, затрачивает энергию, затрачивает эмоции и невольно в какой-то момент раскрывается и «сбрасывает», теряет часть своей энергии, той самой, которой ему так недоставало для того, чтобы выздороветь. Таким образом идет возврат к старому, к болезни. Желая сделать добро другому, человек нарушает собственную гармонию, равновесие в своем организме и вновь входит в фазу болезни. (Я стараюсь говорить об этом просто, хотя механизм такого взаимодействия весьма сложный).

Но это вовсе не значит, что я призываю вас, мои дорогие, отказаться от того, чтобы творить добро. Ведь вы уже поняли меня и знаете, что можно и чего нельзя делать. Когда начинаешь разговор с человеком, почти сразу видно, поймет он тебя или нет, имеет смысл рассказывать подробнее или это абсолютно бесполезно. Сколько примеров я уже приводил о том, как человек приходит к моим книгам! И сколько из них было о людях, которые при первом же упоминании о Докторе Коновалове или при первом же прикосновении к книге, которая лечит, больше не нуждались ни в каких разъяснениях и убеждениях! Я всегда говорю своим пациентам, что случайных людей среди них нет; случайные люди не задерживаются у нас, они заходят и быстренько «вылетают» из Храма как птички. И речь не только о наших лечебных залах, речь и о заочных пациентах. Ведь и по письму сразу видно, понимает человек сущность того, что с ним происходит, или пользуется целительными материалами как очередной обезболивающей таблеткой, которая ДОЛЖНА... В Храме никто никому ничего НЕ ДОЛЖЕН! Человек может услышать голос своего сердца, почувствовать желание своего Ангела, а может остаться глухим и слепым к Призыву Вселенной... Поэтому, дорогой мой, иди смело по своему Пути и помни, что навязанное добро хуже зла. И пусть твое сердце не подведет тебя в этой жизни!

— *Посоветуйте музыку для заочных сеансов.*

Музыка для проведения заочного сеанса должна по времени длиться около 40 минут или даже около часа. Это не значит, что время проведения основного сеанса должно укладываться в длительность музыкального сопровождения, ведь время основного сеанса зависит от Вашего внутреннего настроя, можно даже сказать, от внутренних часов. Вы сами почувствуете, когда необходимо завершить основной сеанс. У некоторых он может длиться 20 минут, у кого-то 15, а для части пациентов не хватает и 40 минут. Повторяю — все зависит от Вашего внутреннего спокойствия, способности расслабиться, желания побыть наедине с собой и своим Ангелом в животворящих потоках Энергии Сотворения. И музыка в этом смысле должна помочь Вам.

Музыкальное сопровождение должно состоять из мелодичной, успокаивающей, гармоничной и пробуждающей добрые мечты и фантазии музыки. Как правило, это небольшой фрагмент произведения, время звучания которого Вы путем монтажа на своем магнитофоне удлините до 40 минут. (То есть выбираете фрагмент произведения, которое Вам нравится, и формируете на кассете музыкальное сопровождение своего сеанса). Я не могу Вам советовать музыкальное произведение, потому что у каждого человека есть своя любимая мелодия. Главное, еще раз повторюсь, она должна успокаивать Вас, в ней не должно быть резких звуков, ударных инструментов и, конечно же, это не должна быть песня. Замечу также, что музыкальное сопровождение во время заочного лечения необходимо далеко не всем. Есть люди, которым комфортнее проводить заочный сеанс в полной тишине, наедине с собой и со своим Ангелом, слушая музыку своей Души.

— *Все дни лечения меня все еще качает из стороны в сторону. Может быть, это диагностический период?*

Нет, это не диагностический период. Это характерный признак имеющегося поражения основной артерии Божественного канала системы Тонкого тела, клиническими проявлениями которого являются и остеохондроз, и артроз (или артрозы), и нарушение венозного оттока из сосудистого бассейна головного мозга, и еще десятки и десятки диагнозов. Когда Вас перестанет раскачивать? Когда уйдут проявления этого поражения.

А почему некоторых не раскачивает? Здесь может быть несколько причин. Одна из них — сплошное, «тотальное» закрытие основной артерии Божественного канала. Как только под воздействием Энергии хоть чуть-чуть начнет открываться главная артерия — начнет раскачивать. Но до этого возникнут симптомы диагностического периода, свидетельствующие о поражении позвоночника и суставов или тех органов, которые больны вследствие поражения основной артерии*. Другая причина — относительно «нормальное» состояние основной артерии. Третья причина — низкий или очень низкий энергетический потенциал системы Тонкого тела. Четвертая причина — попытка человека вызвать подобное раскачивание искусственным образом, самообман. Пятая причина — внутренняя закрепощенность, зажатость, скованность.

Раз Вас все еще качает из стороны в сторону, значит, основная артерия еще более чем наполовину остается закрытой для прохода Энергии.

— *Хотелось бы узнать Ваше суждение по поводу того, что кальций, якобы, является одним из самых сильных катализаторов онкологических процессов.*

Ввиду того что современная наука не может, к сожалению, выйти на причины возникновения и разви-

* См. книгу «Книга, которая лечит. Сердце и сосуды». — *Примеч. авт.*

тия онкологического процесса, эта проблема обрастает невероятным множеством различных теорий, теоретизирований и, конечно же, домыслов. Человек невольно хочет упростить эту проблему и ее решение, желая свести ее к какому-то одному фактору. Но такого фактора, к сожалению, нет. Ученые, занимающиеся проблемой онкологии, и я не исключение, каждый день погружаясь в дальнейшие исследования, понимают, насколько эта проблема масштабна и многогранна и насколько трудно будет решить ее. Попытка выделить главное, отдать предпочтение чему-то одному и в исследовании, и в лечении не раз приводила в тупик. И мы понимаем, что решение этой проблемы надо искать и в самой клетке, и в организации всего организма — Мира человека, ничего не разделяя и не выделяя. Только комплексный — единый — подход может привести к победе, потому что рак есть дезорганизация не только какой-то одной или нескольких систем организма, это — его полная дезорганизация.

Что же касается кальция, могу сказать следующее: кальций играет важную роль в функционировании организма, ведь его ионы необходимы и для здоровой — физиологической — передачи нервных импульсов, и для сокращения мышц поперечно-полосатой и гладкой мускулатуры, и для нормальной работы сердца. Кальций активно участвует в формировании и поддержании нормального состава костной ткани — он вместе с фосфором является ее основой. Он присутствует в каждой клетке организма, принимая участие в программе свертываемости крови и в поддержании ионного равновесия в организме. Суточная потребность в кальции у взрослого человека — около 1000 мг. Я не думаю, что кальций способен катализировать, то есть ускорять онкологический процесс.

— *Дорогой Сергей Сергеевич! Пристала какая-то чесотка — прыщи по всему телу. Может, Вы мне скажете, что это такое? Приобрела котенка, может, от него? А может, это диагностический период?*

Ответ настолько очевиден, что не требует особых комментариев. Все дело в котенке. И самое трудное сейчас будет для Вас избавиться от него.

— *Как Вы относитесь к антибиотикам?*

Отвечая на этот вопрос, прежде всего замечу, что в своих книгах, я неоднократно говорил о своем отношении к этим препаратам и о том, к чему приводит непродуманное и длительное их применение. Многие люди считают, что их познаний в медицине вполне достаточно для того, чтобы самим назначать себе любые лекарства, в том числе и антибиотики, благо в наших аптеках без рецепта можно купить практически любой препарат. Все это приводит к тому, что, с одной стороны, антибиотик, как правило, не уничтожает возбудителя болезни, потому что предназначен для других целей, а вместо этого уничтожает так необходимую организму микрофлору кишечника. С другой стороны, даже если вы «попали в точку», выбрав нужный препарат, вы можете провести неполный курс лечения и таким образом оставить возбудителя болезни в организме, что приведет к возникновению хронического процесса.

Кроме того, антибиотики имеют целый ряд побочных эффектов, которые даже в условиях стационара могут привести к тяжелейшим осложнениям*.

---

* См. книгу «Книга, которая лечит. Сердце и сосуды». — *Примеч. авт.*

Приведу один из многочисленных примеров тяжелейшего осложнения у ребенка, принимавшего массированные дозы сильнодействующих антибиотиков и в результате потерявшего слух и речь:

1019562; 26.06.1997 г. р.

«В 1 год 5 месяцев мы попали в инфекционную больницу N...с ангиной. Там ребенка заразили каким-то кишечным заболеванием (каким, не сказали, выписали с диагнозом ОРЗ — острое респираторное заболевание). Лечили его в реанимации и там ему кололи сильные антибиотики, а гентамицином повредили ему оба слуховых нерва. Когда мне вернули моего ребенка, он меня не узнал, разучился даже сидеть. Незадолго до того, как сыну исполнилось три года, мы услышали о Вас, дорогой наш Сергей Сергеевич. К сожалению, ребенок не мог посещать очные сеансы, так как вел себя очень шумно и мешал окружающим. Но сразу начал спать на буклетах, пить заряженную воду. Кроме того, кто-нибудь из родственников обязательно присутствовал на сеансах и посылал ему Энергию. В результате через два месяца у сына существенно улучшился слух, и он сказал свои первые слова (после 1,5-летнего перерыва). В 4 года сын попал на Ваши сеансы, и началось быстрое восстановление интеллекта. Мы прошли один курс очного лечения и в последующие 11 месяцев занимались заочно — ребенок спал на буклетах и пил заряженную воду. В настоящее время ушли многочисленные болезни, полностью восстановился слух.

Большое Вам спасибо от меня и от всех моих близких.»
05.2002, г. Санкт-Петербург

Данный вопрос требует большого, обстоятельного разговора. И я обязательно постараюсь в одной из своих книг отдельную главу посвятить проблеме о колоссальном вреде антибиотиков (который намного превышает то, несомненно, положительное, что они дали человечеству). Одним из таких отрицательных моментов является широкое использование антибиотиков (нередко бесконтрольное и не по показаниям) в ветеринарной практике — в лечении животных. Часто молоко, поступающее от коров, получавших антибиотики, содержит недопустимо большое их количество и при употреблении является источником аллергии у взрослых и детей. Кстати, из такого молока творог не получается — оно не сворачивается.

ЧАСТНАЯ ПАТОЛОГИЯ

— *Мне делали иссечение шейки матки и прижигание (эрозия, полип цервикального канала). Через неделю началась менструация, которая продолжалась 9 дней (до этого последние 3 месяца она была уже по 1 дню и очень скудная), затем стал кровоточить сосуд. Кровомазание продолжается и сейчас, но только к вечеру и утром. Что это может быть? Можно ли мне делать энергетическую зарядку?*

В отношении того, «что это может быть», Вам необходимо проконсультироваться с лечащим врачом. Что же касается энергетической зарядки, замечу следующее. Сама по себе энергетическая зарядка Вам ничего не даст, если Вы не будете проводить, как положено, полный комплекс заочного лечения. Приобретайте книгу «Заочное лечение» и выздоравливайте, помня о том, что любая болезнь, любой диагноз, любой полип и эрозия есть проявление заболевания всего организма, и для того, чтобы избавить себя от него, требуется восстановить весь организм.

— Правильно ли я прикладываю буклет на область кистозного яичника или надо прикладывать к пояснице? Врачи предлагают резекцию яичника (киста яичника 4,5 см), так как беспокоит болевой синдром, но я считаю, что с операцией можно повременить. Буду заниматься заочным лечением.

Киста возникает в результате накопления секрета в предсуществующей полости яичника. Кисты бывают разные, и о причинах их образования почти не говорят в медицине. При небольшом размере кист и отсутствии их роста врачи-гинекологи предлагают в основном наблюдение. В других случаях — операцию, резекцию. Я считаю, и практика доказывает это, что подавляющее большинство кист есть следствие нарушения движения Энергии в энергетических магистралях — как в основной артерии Божественного канала, так и в энергетических артериях более низкого порядка. В связи с этим «освобождение» магистрального энерготока приводит к уходу — рассасыванию — кисты. В Вашем случае необходимо проводить весь комплекс заочного лечения, направленного на восстановление проходимости Божественного канала на уровне поясницы. И соответственно лечебный буклет необходимо носить в первую очередь на пояснице.

1017823; 14.08.1968 г. р.

«Здравствуйте, дорогой Сергей Сергеевич! ...Произошло то, о чем я мечтала, придя на 1-ю серию сеансов — у меня исчезла киста правого яичника. После окончания 3-й серии я сделала УЗИ и получила блестящий результат — на 18-й день цикла никакой кисты нет. Честно

— 103 —

говоря, я ждала этого результата, у меня была какая-то подсознательная уверенность в том, что киста должна пройти. Огромное спасибо, что Вы избавили меня от постоянного страха перед угрозой операции (в 1994 году была операция, с тех пор остались спайки и не прекращались проблемы с мелкокистозными и фолликулярными кистами). Месячный цикл стал более устойчивым, болезненность в низу живота между циклами прошла... Это просто волшебство, какая-то могущественная сила, творящая чудеса исцеления, вызывающая восхищение и восторг в Душе. Даже сейчас с трудом верится в то, что я могла ничего не знать о Вас и Вашем чудесном Учении.

Огромное спасибо.»

28.01.2002, г. Санкт-Петербург

— Доктор, Вы сказали, что кисты часто бывают вызваны нарушением прохода Энергии через энергетические каналы. Скажите, пожалуйста, относится ли это к эндометриоидным кистам яичников? И как наиболее правильно использовать в моем случае буклеты? Я поняла, что это поясница и чаша Плоти. Так ли это?

Эндометриоидная киста вызвана наличием эндометриоза, причина возникновения которого связана с тем, что участки эндометрия матки имплантируются — «вживляются» — в другие органы и ткани, в том числе и в яичники, образуя там кисты. Сказать, что данная проблема связана исключительно с нарушением прохода Энергии по соответствующим энергетическим артериям, о чем я говорил в предыдущем ответе, нельзя. Хотя само заболевание, конечно же, связано со снижением энергетического потенциала системы Тонкого тела, последующим нарушением гормонального фона и местной дисфункцией.

Учитывая все вышесказанное, Вам необходимо проводить полную программу заочного лечения, каждый раз завершая ее энергетическим воздействием на матку и ее кистоидно-измененные яичники. Буклет в состоянии покоя Вам следует располагать на области матки и придатков, затем через полчаса-час — на пояснице, а когда захочется прилечь, лягте на буклет (область поясницы), второй буклет расположите на области матки, третий — на области лобной части головы и в таком положении поспите, полежите полчаса-час.

— Периодически встаю утром с отекшими глазами. Приходится ходить в темных очках, так как надо идти на работу. Пью я немного, вечером ужинаю легко и пью обычно стакан кефира. Позже 7–8 часов вечера не ужинаю. Сказывается ли это недосыпание или что-то другое? Если возможно, посоветуйте, что предпринять.

Заочно я не ставлю диагнозов. Для того чтобы поставить диагноз, необходимо глубоко изучить человека, его жалобы, начало и развитие болезни, тщательнейшим образом осмотреть больного, оценить его состояние, поставить предварительный диагноз, назначить план обследования и т. д. и т. п. и только после этого поставить окончательный диагноз и назначить лечение. Только так, и по-другому в медицине быть не может, как бы она ни называлась — традиционная или нетрадиционная.

Судя по одному лишь симптому, который Вы даже не показали в динамике (уходят ли эти отеки днем или к вечеру и т. д.), можно только предположить, что у Вас непорядок с почками. Но в любом случае, даже если нет диагноза, занимаясь заочным лечением, можно полностью восстановить себя, избавив от болезни.

— У меня выраженный остеопороз. Рекомендуете ли Вы мне принимать препараты кальция?

Кроме вреда, это Вам ничего не даст. Почитайте внимательно книгу «Преодоление старения». Остеопороз возникает не потому, что в организме мало кальция, а потому, что он стал плохо поступать в клетки, ткани и в том числе — в костную ткань. А почему он стал плохо поступать? И кстати, не только кальций — все необходимые питательные вещества в гораздо меньшей концентрации поступают в стареющий организм именно потому, что нарушена микроциркуляция — движение крови в капиллярах. Что делать? Отвечая на следующий вопрос, я отвечу и Вам.

— У меня на снимках определяются грыжи дисков, остеопороз и артрозы тазобедренных суставов. Невропатолог сказал, что надо пить постоянно «Кальций Д3 Никомед». Другой же врач сказал, что надо пить курсами. Где правда? Я верю только Вам. Ответьте, пожалуйста, как поступить? Не нанесет ли вред кальций моим сосудам?

Все перечисленные Вами диагнозы являются следствием снижения энергетического потенциала системы Тонкого тела с последующим нарушением микроциркуляции, что привело к нарушению обменных процессов в хрящевой и костной тканях, растяжению и гипотонии связочного аппарата и т. д. Поэтому если Вы начнете постоянно пить кальций, его в соответствующей ткани ни на миллиграмм больше не станет, потому что он туда не поступит из-за нарушенной микроциркуляции — то есть движения артериальной крови в микрокапиллярах. Вы только «обеспечите» себе камни в почках, разрастание костной ткани в других, хорошо снабжаемых кровью, костях скелета и, конечно же, внесете определенную лепту в развитие атеросклеротического поражения Ваших сосудов. Заочное энергетическое лечение по соответствующим книгам, нормальное полноценное питание, постепенное восстановление двигательной активности — все это приведет Вас к выздоровлению, моя дорогая. Удачи Вам в этом.

— *Лечится ли витилиго?*

В третьей части книги «Заочное лечение» я отвечал на подобный вопрос. Витилиго — очень сложное и редкое заболевание кожи, характеризующееся очаговой потерей пигмента. Главное в этом заболевании — это косметические неудобства для людей. Причины данного заболевания современной науке неизвестны. Таких пациентов у меня очень мало, потому что в общей массе заболеваний их тоже мало. Как оно лечится у нас? В качестве ответа приведу пример ухода данного заболевания у моей пациентки за 4 серии лечения:

1017544; 31.10.1944 г. р.

«Здравствуйте, дорогой Сергей Сергеевич! Я прошла у Вас с ноября 2000 года подряд 4 серии сеансов, еще 2 серии по 5 сеансов, а также единичные сеансы. Мои успехи за это время: уменьшился в два раза узел в щитовидной железе; по поводу витилиго — стали загорать мои белые кисти рук и уже не выделяются на фоне темного загара. А раньше (более 15-ти лет) очень обжигались на солнце, темнели, а через несколько дней снова делались белыми.

С любовью и благодарностью.»

11.06.2002, г. Санкт-Петербург

— Главная моя проблема — вялая работа желудочно-кишечного тракта (нерегулярный стул, запоры). Лечению мой недуг поддается с трудом. Не посоветуете ли Вы мне применять какие-либо пищевые добавки против дисбактериоза и для активизации работы кишечника?

Как показывает моя более чем 25-летняя врачебная практика, полностью восстановить работу атоничного, вялого кишечника какими-либо препаратами и процедурами не удается. Свой кишечник человек в буквальном смысле начинает губить с первых дней своей жизни, начиная с массированных доз антибиотиков, которые назначаются младенцам ввиду отсутствия должной стерильности и даже чистоты в родильных домах (что приводит к заражению младенцев стафилококками и пр.), и завершая постоянным издевательством над кишечником и над всей системой желудочно-кишечного тракта в целом путем неправильного, нерационального, нефизиологического питания. Я уже неоднократно говорил о «голодных» и «разгрузочных» днях, об искусственно придуманных системах «правильного» питания и т. д. Все это на фоне низкого потенциала системы Тонкого тела приводит к снижению нормального тонуса мельчайших мышечных волокон всего организма, в том числе и кишечника, не говоря уже о снижении функциональной активности вегетативной нервной системы. В связи с этим для того, чтобы кишечник вошел в нормальный физиологический режим, необходимо восстановить энергетический потенциал системы Тонкого тела, проводя курс заочного лечения и специальных энергетических процедур. Я рекомендую Вам, моя дорогая, лечиться по книгам «Заочное лечение» и «Книга, которая лечит. Органы пищеварения».

— *После того, как диагноз рака будет снят, сколько времени нужно употреблять препараты цитомедийной группы и витамины антиоксидантной группы?*

Диагноз «рак» мы снимаем по прошествии пяти лет наблюдения и активного энергетического очного или заочного лечения после ухода абсолютно всех симптомов болезни. Таким образом, в течение как минимум этих пяти лет Вам необходимо принимать препараты этой группы. В последующем я рекомендую 1 раз в полгода проводить курсовое профилактическое лечение. И это касается не только онкологических больных. Это касается любого даже относительно здорового человека.

— *Как Вы относитесь к применению растительных ядов в лечении онкологии?*

Онкологический больной — это особый пациент, потому что его жизнь ограничена определенными сроками. Придет на ранней стадии развития болезни, вовремя прооперируют, удалят все, что только может внушать опасения и содержать метастазы, — значит, может рассчитывать на более менее длительную жизнь на фоне химио- и лучевой терапии и т. д. Человек же, которому отказано в операции в связи с поздней диагностикой рака, или тот, у кого вновь пошли метастазы в какие-либо органы, по сути, остается один на один с болезнью и ждет своего конца. Несомненно, его родные и близкие стараются хоть как-то помочь ему и от безысходности готовы поверить во что угодно. Психология безысходности именно такова, и не дай Бог кому-нибудь оказаться на их месте.

О раке и онкологии я уже пишу книгу, но она выйдет не скоро, возможно даже, пройдет не один год. Причина банальна — процент онкологических больных, обращающихся ко мне, минимален. А я в первую очередь стремлюсь писать о тех проблемах, которые беспокоят большинство моих очных и заочных пациентов. Да, мы лечим онкологию на любой стадии ее развития. Да, у нас есть очень хорошие и обнадеживающие результаты. Эти результаты говорят о том, что мы близки к открытию причин и механизмов развития данного заболевания. Причем нередко, констатируя очень быстрый уход данного заболевания, я говорю своим пациентам, что более чем у 70% этих пациентов лечение рака в условиях нашего Центра представляет самую легкую задачу. Легче болезни нет. Конечно, это не совсем так. Конечно, не все такие больные выздоравливают у нас, но почти у всех (за редким исключением — это единицы из сотен) уходят боли, улучшается настроение, появляется аппетит, возвращаются бодрость и желание жить, они даже возвращаются на работу... впрочем, и об этом я напишу в соответствующей книге.

Но никаких ядов в лечении любой патологии я не применяю и не знаю, как они применяются в лечении онкологии. Поэтому не могу в этом плане ничего сказать. Конечно, я бы мог поднять соответствующую литературу, побеседовать с моими коллегами из соответствующих клиник и институтов и ответить на Ваш вопрос. Но хочу обратить еще раз Ваше внимание на следующее: основное правило, которое я исповедую на протяжении всей моей жизни и врачебной практики, состоит в том, что я даю заключение или констатирую что-либо только на основании собственной практики, собственной статистики и суммирования результатов какого-либо метода лечения или препарата, опираясь на опыт выздоровления своих пациентов.

— *У меня появилось болевое ощущение на языке (как будто что-то выскочило). Думала, через пару-тройку дней пройдет, но уже почти три недели, а болевая область увеличилась, не могу есть твердую, горячую, соленую, кислую, острую пищу, даже прикосновение языка к небу и зубам доставляет жгучую боль. Слышала, что слизистая ротовой полости сигнализирует о проблемах в желудочно-кишечном тракте. Скажите, пожалуйста, это идет диагностика или какой-то воспалительный процесс в организме?*

Любой врач при осмотре пациента, у которого предполагается заболевание желудочно-кишечного тракта, обязательно тщательно обследует полость рта и язык в частности. Сам язык может очень многое «рассказать» опытному врачу о проблемах пациента. В Вашем случае проблема все-таки с языком, и я надеюсь, что она уже благополучно разрешилась.

Я не буду сейчас перечислять болезни языка, которые характеризуются такой сходной местной картиной. Я просто рекомендую вам, мои дорогие: если у вас возникают проблемы в ротовой полости, даже не дожидаясь похода к врачу-стоматологу, проведите на буклете энергетическое насыщение воды — сделайте ее лечебной. Затем наберите в рот этой воды в объеме, который вам будет относительно удобен, и подержите во рту минут пять. Часть ее обязательно всосется, а ту часть, что осталась, выплюньте. Вновь наберите в рот воды и вновь попытайтесь удержать ее в полости рта в течение как минимум пяти минут и затем оставшуюся часть тоже выплюньте. И вот так в течение дня, в удобное для вас время, проводите энергетическое местное лечение пораженного языка. У многих уже после первой процедуры либо наступает значительное облегчение состояния, либо проблема полностью уходит. Некоторым же приходится проводить эту процедуру в течение нескольких дней.

Внимание! Если в течение первых двух дней ничего не проходит (или, наоборот, как у данной пациентки, в течение трех недель увеличивается болевая область), обязательно посетите врача. Но в то же время необходимо продолжать энергетическое как местное, так и общее лечение. В данном конкретном случае — это не признак диагностического периода (который, напомню Вам, длится от нескольких часов до 7-ми дней максимум), а, вероятно, наличие невралгии (вызванной непорядком в ротовой полости) или просто вялотекущего гайморита.

— Обязательно быть пожилым, чтобы воспользоваться антиоксидантной программой по Вашей методике?

Конечно же, не надо дожидаться старости, чтобы приступить к программе антиоксидантной терапии. Эту программу я рекомендую всем людям для профилактики возникновения различного рода заболеваний, включающих и рак, и атеросклеротическое поражение артерий сердца, и многие другие болезни.

Применение витамина С в соответствующих дозах, по данным многочисленных авторов, включающих и лауреатов Нобелевской премии (проф. Лайнус Полинг и Камерон), привело к наступлению состояния длительной ремиссии у раковых больных и т. д. и т. п. О витамине С я обязательно буду рассказывать в своих последующих книгах. А Вам скажу, завершая ответ на вопрос: хотите продлить молодость — принимайте программу антиоксидантной терапии и читайте мои книги, в частности — «Преодоление старения».

— Сергей Сергеевич! Хочу у Вас спросить: у меня системная красная волчанка. После сдачи экзамена у меня очень сильно разболелись ноги — очень сильно болела внутренняя мышца бедра. Она горела и ныла, сидеть очень тяжело. Мышца увеличена и твердая. Только через день жжение прекратилось, осталась лишь ноющая боль. Можно ли мне делать марлевые примочки к этому больному месту?

Можно и нужно, моя дорогая, делать примочки лечебной водой. Только не забывайте, что у Вас системное поражение организма, и необходим полный комплекс энергетического заочного лечения. Для того, чтобы победить Вашу болезнь (да, да, именно победить!), нам придется сражаться лет пять. Это упорный, изнурительный труд на фоне приходящих обострений, упадка сил и даже ослабления веры. Не сдавайся, моя дорогая, многие мои пациенты уже здоровы и избавились от этой проблемы. Скоро к ним присоединишься и ты.

*— Основной диагноз: системная красная вол-
чанка с 1999 года с остеопорозом позвоночника и
гормональной спондилопатией. Врачи назначили
корсет, если на ногах более 1, часа и при выходе
на улицу, а также костыли. Заочным лечением
занимаюсь с 1 мая 2002 года (сейчас август 2002 г.).
Нужно ли носить корсет? Правильно ли посту-
пила, оставив только гормональные препараты? Как долго продолжается диагностический
период?*

Прежде всего, дорогая моя, я «направляю» Вас к
моим книгам. Если Вы будете не только внимательно
читать и изучать их, но и применять в качестве лечебного источника, приводящего в Ваш организм удивительные информационные потоки Энергии Сотворения, то вопросы, подобные этим, у Вас возникать не
будут.

Само название Вашего заболевания начинается со
слова — «системная». Это значит, что в процесс болезни вовлечены многочисленные системы организма, и лечить-восстанавливать необходимо весь организм. Заболевание, мягко сказать, сложное, оно —
тяжелое. Из-за того, что причины его традиционной
медицине неизвестны, не говоря уже о патогенезе —
развитии этого заболевания, — врачам остается лишь
«бить по хвостам» и хоть как-то удерживать подобие
стабильности некоторых систем организма. Гормоны
являются неотъемлемой частью терапии данного заболевания, хотя врачи и понимают, какой колоссаль-
ный вред эти препараты наносят всему организму. Но
другого выхода у них нет.

Наше лечение предполагает восстановление абсолютно всех систем организма за счет постоянного, ни

на секунду, ни на мгновение не останавливающегося притока лечебных информационных Полей Энергии Сотворения, и на этом фоне происходит разрушение устоявшихся и очень агрессивных патологических механизмов болезни.

Во время заочного лечения Вам необходимо снимать корсет и проводить прежде всего основной сеанс. Энергетическими упражнениями Вы займетесь чуть позже, когда укрепите позвоночник и мышечную систему. По мере укрепления организма Вы начнете постепенно уходить от гормонов. Каким образом? Прочитайте чуть ниже мой ответ на подобный вопрос одной из заочных пациенток. Не сдавайтесь, моя дорогая. Мои милые женщины с подобной проблемой выздоравливают, рожают детей и забывают об этом страшном периоде своей жизни.

Вх. 9880 от 5.09.2002 г.; 27.02.1985 г.р.

«Здравствуйте, Сергей Сергеевич! Я пишу Вам впервые, но Ваши книги со мной уже более полугода. С января 2002 года я принимаю заочные сеансы. Я пишу не для того, чтобы жаловаться на свои болезни, а чтобы сказать Вам спасибо за то, что Вы появились в моей жизни.

В сентябре 2001 года я серьезно заболела. Первоначальный диагноз — пневмония. Прокололи 3 цикла антибиотиков. И лишь спустя месяц мне поставили окончательный диагноз — системная красная волчанка. К тому времени я уже с трудом двигала руками, ногами и головой из-за жутких болей в суставах, дышала с огромными усилиями, лежать могла только на спине. Мне назначили 6 таблеток преднизолона и на этом лечение кончилось. Становилось все хуже, и в ноябре мама повезла меня в Санкт-Петербург в Военно-медицинскую академию, где я пролежала месяц. Оттуда я выписалась с еще более впечатляющим диагнозом: системная красная волчанка с поражением кожи (аллопеция), суставов (артрогия), мышц (миалгия), сердца (миокардиодистрофия), легких (пневмонит), глаз (зрение упало до −3) и сопутствующие заболевания: гипомоторная дискинезия желчевыводящих путей, кифоз шейного отдела позвоночника, сколиоз I ст.

За месяц лечения мне практически сняли боли в суставах, дышать стало легче. Можно было жить дальше, пусть даже и на 8-ми таблетках преднизолона. Вот только жить мне не хотелось. Этот диагноз ставил крест на всей моей предыдущей жизни. И я думаю, Вы поймете, почему. Я — пианистка. Вот уже 13 лет я учусь в специализированной музыкальной школе при консерватории. Музыка для меня как воздух, а жизнь без рояля я просто не представляю. Кому, как не Вам, меня понять. А врачи, как один, твердили, что мне надо выбрать для себя другую профессию. Именно в этот нелегкий момент мама подарила мне Ваши книги. Я поверила Вам сразу, потому что верить было больше некому. Вместе с Вами пришло твердое решение — музыку я не брошу.

Через 2 недели приема заочных сеансов я уже не просто надеялась — я знала, что рано или поздно я одержу победу над своей болезнью. С каждым сеансом я чувствовала изменения в своем организме. Постепенно уходил пневмонит, который постоянно напоминал о себе; рядом с буклетами восстанавливался нормальный пульс, скоро я забыла про головные боли и слабость. Я с радостью поняла, что могу вернуться в школу и начать заниматься специальностью. Но здесь-то и началось самое трудное.

В 16 лет я практически заново училась играть на фортепиано. Пальцы отказывались играть. Было обидно до слез, когда на уроках по специальности перед своим учителем мне приходилось обрывать произведение на середине, потому что задыхалась, и сердце билось, как будто я пробежала 3 километра. Учитель удивленно спрашивал, в чем дело, а я молчала: больше всего я боялась жалости и того, что и он может запретить играть. После таких уроков я садилась к ночному окну, клала уставшие руки на буклет и начинала говорить: с собой, с Вами, с небом, со звездами. И приходило успокоение, возвращалась сила. И я не сдавалась: я боролась не только с болезнью, я боролась со своей слабостью. И тем, что я не сдалась, я обязана только Вам.

За эти полгода у меня накопилось немало побед: за второе полугодие я не только догнала своих одноклассников, но и закончила год с отличием. На экзамене по специальности (фортепиано) я сыграла годовую программу. Комиссия сказала, что я сделала практически невозможное, а главное — что у меня есть будущее как у пианистки. Эти слова очень много значат для меня.

Теперь о здоровье: я уверена, что скоро меня снимут с инвалидности. За 8 месяцев я сошла с 8-ми таблеток преднизолона до 2-х. Мои легкие в полном порядке: этим летом я каждый вечер пробегала по 2,5 километра и чувствовала себя прекрасно. Мои анализы — отличные (СОЭ-7). Пока нет улучшения со зрением, но я думаю, что все еще впереди. Я продолжаю делать энергетическую зарядку, пить воду и принимать заочное лечение. И это все благодаря Вам и Вашему Учению.

Сергей Сергеевич! Вы научили меня жить, научили бороться. Теперь у меня есть цель, от которой я не отступлю. И еще у меня есть мечта: я мечтаю услышать, как Вы играете, я безумно хочу прикоснуться к тайне Вашей музыки. Иногда мне снится, что я играю Ваши произведения, и нет никого на свете счастливей меня. Надеюсь на встречу.»

22.08.2002, г. Казань

— *Скажите, пожалуйста, при больных почках — 26 лет гломерулонефрит, нужно ли снижать артериальное давление 220/240 на 110/130 гипотензив-*

ными средствами при более менее нормальном са-
мочувствии или нет? Днем почки работают пло-
хо (жидкости выходит мало, лучше их работа ве-
чером и ночью в горизонтальном положении).

Хронический гломерулонефрит — это сложное, тяжелое заболевание почек, которое является результатом поражения клубочков, особенно их сосудов. А клубочки — это, можно сказать, самая важная часть почки и всего организма, где происходит постоянная фильтрация крови и удаление из нее всего ненужного, отработанного. За сутки через эти клубочки фильтруется не менее 99-ти литров первичной мочи. И вот они плохо или очень плохо начинают работать... (О заболевании почек я буду писать отдельную книгу — у нас прекрасные, замечательные результаты лечения этого органа и связанных с ним заболеваний).

Существует несколько клинических форм хронического гломерулонефрита, одна из которых так и называется — гипертоническая форма. Это заболевание характеризуется наличием у человека в течение длительного времени в основном высокого артериального давления со слабо выраженным мочевым синдромом. Но если гломерулонефрит протекает в другой форме, например нефротической, латентной и др., и на этом фоне возникает гипертония, как правило, в поздних стадиях развития заболевания, — это один из грозных признаков дальнейшего развития болезни. Снижать или не снижать артериальное давление? Прежде всего надо помнить, что высокое давление вызвано болезнью почек, поэтому снижай — не снижай, оно все равно будет возвращаться на исходные цифры. Вот почему я рекомендую приступить к активному энергетическому лечению в сочетании с традиционными средствами воздействия. Буклет должен все время находиться на области почек. Второй буклет — на области вилочковой железы. Третий буклет — на области сердца. Конечно, такое количество буклетов Вы можете использовать только находясь дома. На работе же буклет держите на почках. Любую жидкость информационно насыщайте на буклете и пейте небольшими порциями в течение дня. К медикаментозному снижению артериального давления Вам стоит прибегать только в тех случаях, когда его цифры становятся очень высокими и начинают доставлять Вам страдания. Можете ли Вы выздороветь от данного заболевания, находясь на энергетическом лечении? Да, можете!

— *После сильнейшей ночной судороги в правой ноге, нога стала отекать при ходьбе, и в икроножной мышце появились уплотнения. Поговорила по телефону с детским хирургом — она сказала, что это тромбофлебит глубоких вен и надо лежать!!! Я в полной растерянности. Что мне делать??? Посоветуйте, что???*

Растерянность ни к чему хорошему не приводит. Если Вы внимательно изучаете информационно-энергетическое Учение и принимаете активное участие в своем выздоровлении, Вы должны знать и помнить, что причина поражения вен начинается с ослабления тонуса мышечных волокон, их стеночек, что в свою очередь является следствием снижения общей концентрации Энергии системы Тонкого тела*. Таким образом, Вы должны помочь себе и своим венам, про-

---

* См. «Книга, которая лечит. Сердце и сосуды». — *Примеч. авт.*

водя активное энергетическое лечение, направленное на восстановление проходимости энергетических каналов ног до поясницы*. Ноги необходимо обернуть двумя лечебными буклетами выше места отека и уплотнения, а третий буклет уложить на поясницу. Обязательно протирать ноги лечебной — целебной — водичкой. Как только водичка высохла, вновь протирать. И конечно же, пить воду. Врач правильно посоветовал Вам полежать и ноги держать на валике, на возвышении. Но если Вы будете только лежать, болезнь Вас не покинет, она лишь затихнет на некоторое время. А для того чтобы вылечиться полностью, я рекомендую Вам, моя дорогая, регулярно участвовать в заочном лечении, а книгу «Заочное лечение» сделать своей настольной книгой.

— Мне назначили операцию по удалению узла на щитовидной железе. Врачи говорят, что аритмия от нее и еще оттого, что я вегетарианка. Так ли это, уважаемый Доктор? И еще. Куда прикладывать буклет при заболевании щитовидной железы?

При различных заболеваниях щитовидной железы, особенно при тиреотоксикозе, то есть повышенной выработке ее гормонов, имеют место различные виды нарушений ритма сердца. Таким образом, для того чтобы избавиться от аритмии, необходимо восстановить физиологическую работу щитовидной железы. В Вашем случае — избавиться от узла. В традиционной медицине на этот счет подход один — операция. Я же рекомендую своим пациентам проводить энерге-

---

* См. «Книга, которая лечит. Болезни позвоночника и суставов». — *Примеч. авт.*

тическое лечение и спустя три цикла лечения* провести контрольное обследование щитовидной железы. Если аритмия на фоне проводимого лечения уйдет или количество приступов сократится — это уже очень хороший результат, отодвигающий Вас от операции. Если узел уйдет или уменьшится — это тоже замечательно. Если он останется в прежних размерах — тоже неплохо. В любом случае Вам необходимо будет продолжать энергетическое лечение до полного излечения всего организма. Если же на контрольном обследовании выяснится, что за это время узел увеличился и усилились признаки тиреотоксикоза, и Ваш лечащий врач продолжает настаивать на операции, Вам придется согласиться...

Что касается вегетарианства, то я не являюсь его сторонником. И всем своим пациентам рекомендую питаться нормально, физиологично — с учетом требований и запросов своего организма. Но я никогда ничего не навязываю, решать в любом случае Вам.

При Вашем заболевании буклет во время сна следует укладывать по ходу позвоночника под матрац или даже под кровать. Носить его следует на спине в области межлопаточного пространства. Но главным условием Вашего выздоровления является принятие Учения, чтение книг и заочное лечение.

— У меня грыжа (огромная, как сказала хирург). Можно ли принимать сеансы в бандаже?

Во время заочного лечения бандаж необходимо снимать, иначе как Вы укрепите мышцы передней брюш-

---

* См. книгу «Заочное лечение», в которой я рекомендую заочное лечение тоже проводить циклами, как и очное — десять ежедневных сеансов, затем перерыв несколько дней и вновь десять сеансов... — *Примеч. авт.*

ной стенки? Что такое грыжа? Это результат снижения тонуса мышечных волокон передней брюшной стенки или зоны пахового кольца и т. д. Во время энергетического лечения организм, включая различные механизмы, пытается восстановить этот тонус. А если Вы находитесь в бандаже — этого происходить не будет.

При проведении энергетических упражнений обязательно старайтесь втягивать живот на выдохе, при этом руки уложите на живот, но не давите на него. Сделайте вдох, затем медленный выдох с одновременным втягиванием живота. Задержите вдох на 3–5 секунд, после чего дышите спокойно. Повторите упражнение несколько раз. Только помните, что эту процедуру необходимо проводить не отдельно — просто так взяли и стали втягивать живот (так у Вас ничего не получится!), а в комплексе заочного лечения — тогда Вы добьетесь хорошего результата.

— Носить ли влагалищное кольцо? Не мешает ли оно лечению?

Мешает. Во время энергетического лечения желательно это кольцо удалять. Иначе результата по укреплению и восстановлению мышечного корсета не будет.

— Переутомление организма периодически сопровождается какой-то патологической насильственной зевотой (в любое время дня). Есть ли это один из признаков расстройства в диэнцефальной области?

Вполне может быть и так. Но помимо этого, зевота указывает и на хроническую недостаточность мозгового кровообращения. В то же время она может возникнуть и в результате того, что Ваше рабочее помещение не проветривается или плохо проветривается в течение рабочего дня. Рекомендую Вам пройти обследование у невропатолога и проводить заочное энергетическое лечение, так как у Вас и помимо этого достаточно много проблем. Кроме того, рекомендую Вам приобрести недавно вышедшую книгу «Книга, которая лечит. Сердце и сосуды».

— *Я сегодня первый раз на Ваших сеансах и очень хотела бы узнать, как лечить макулодистрофию, вылечивается ли она? Я каждый час закапываю водичку, заряженную на Вашем буклете. Что еще можно сделать, чтобы снять зуд в глазах?*

Прежде всего необходимо изучать, изучать и еще раз изучать и применять на практике все положения информационно-энергетического Учения. Макулодистрофия — очень сложное, прогрессирующее в своем течении заболевание глаз, причина которого мало известна современной медицине. Лечение в условиях энергетических Полей Энергии Сотворения позволяет не только остановить данный процесс, но и полностью избавить человека от этой проблемы. Берите в руки книгу «Заочное лечение», моя дорогая, и начинайте лечение.

— *Как совместить непрерывный прием витамина Е при макулодистрофии сетчатки со схемой приема витаминов Е; С; А, которая указана в книге?*

Очень просто. Если Вы применяете непрерывно витамин Е, то, подключая схему лечения атеросклероза, Вы добавляете только оставшиеся витамины и антиоксиданты. Единственно, что если доза приема витамина Е, которую Вы используете, меньше указанной в схеме, Вам необходимо просто увеличить ее до указанной в схеме дозировки.

— *Мне назначили лазерное лечение глаз. Стоит ли его проводить, если я начала лечиться у Вас, Доктор?*

На этот очень сложный вопрос Вы можете ответить сами, если будете внимательно и глубоко изучать Учение и проводить соответствующее лечение. Если в течение 3—6 месяцев заочного лечения у Вас идет хорошая положительная динамика — Вас покидают различные заболевания и диагнозы — какой смысл проводить лазерное вторжение в глаза? Я специально не сказал о динамике выздоровления глаз, потому что это более чем очевидно, — если в ходе лечения идет динамика улучшения зрения, то у Вас не возникнет вопроса, делать или не делать операцию. Повторюсь, если организм откликается на Энергию и начинают выздоравливать другие органы — это уже хороший знак того, что с лазерным лечением можно повременить.

Другой разговор, если Вам угрожает полная потеря зрения (очень высокое внутриглазное давление — глаукома) и необходимо экстренное вмешательство офтальмологов, — в этом случае Вы должны все решить не со мной, а непосредственно с врачом, который будет Вас оперировать. Но в любом случае энергетическое лечение до и после операции Вам проводить придется, так как никакая операция не освобождает организм от болезни.

1018348; 15.01.1938 г. р.

«Здравствуйте, уважаемый Сергей Сергеевич! Я приобрела Вашу первую книгу в феврале 2001 года и с

— 124 —

этого времени начался мой путь заочно-очного лечения. Результаты у меня есть: в феврале дважды провели исследование глаукомы левого глаза — и не обнаружили. Врач в недоумении. Я постоянно закапывала в глаза утром и вечером заряженную водичку. Кроме того, у меня ушли распространенный остеохондроз и головные боли. Исчезли судороги ног, и большой палец левой ноги стал теплым и не немеет. Сон наладился — засыпаю сразу. Если появляются боли — снимаю буклетом, ожоги лечу водичкой. Сердечных препаратов сейчас не принимаю. Норму диабетических лекарств снизила в два раза. Кроме того, я стала намного выносливее, бодрее, полна сил и энергии.

Я благодарю Вас, дорогой Доктор. Низко Вам кланяюсь.»
10.04.2002, г. Санкт-Петербург

— У меня обнаружили отслоение сетчатки глаза. Врач сказал, что эта болезнь не лечится и что она приводит к слепоте. Мне стало страшно. Прошу Вас, дорогой Сергей Сергеевич, дать мне совет: какие меры нужно принять для поддержания зрения?

Ответ банальный и простой. Берите в руки мои книги и начинайте свой Путь выздоровления. Осознайте, что отслоение сетчатки — это один из симптомов болезни всего организма. Лечить и восстанавливать необходимо весь организм, если хочешь, чтобы прошло и поражение глаз. Другого просто не дано.

Вам показано: регулярное заочное лечение с упором в ходе энергетических упражнений на орган зрения, обязательное закапывание информационно-насыщенной — заряженной — воды в глаза. Несколько раз в день проводите следующую процедуру: укладывайте лечебный буклет на глаза и лежите в течение 20—30-ти минут. Помните, что все зависит от Вашего желания, мужества, старания и веры.

— После того, как я стала заниматься заочно, сон у меня наладился, сплю я хорошо. Но как только мне надо рано вставать и я должна куда-то идти, я не могу уснуть и сплю всего 3—4 часа. Поэтому целый день чувствую себя очень плохо. Можно ли что-то сделать?

А зачем? Вполне естественно, что человек, готовящийся к какому-либо событию, всегда более взволнован, чем обычно. Я очень редко встречал людей, которые, например, в ночь перед полетом в другой город, в отпуск или командировку хорошо, спокойно и глубоко спят. Вы можете хорошо и крепко спать перед предстоящим экзаменом? Вспомните, как Вы провели ночь перед первым своим свиданием? Примеров столько, сколько людей на этой земле. И конечно, когда человек почти не спит, когда у него поверхностный сон, то в эту ночь он не получает той порции Энергии, которая ему так необходима*. Поэтому утром и в течение всего дня он чувствует себя разбитым.

Что я могу рекомендовать? Утром встать на буклет и провести короткую программу заочного лечения, после чего принять освежающий душ, выпить стакан свежевыжатого сока, а позавтракать ближе к полудню.

— Приведите, пожалуйста, хотя бы один из ярких примеров наступления диагностического периода и ухода болезни?

С удовольствием это делаю, более того, я могу привести сотни и тысячи таких примеров, но думаю, что

---

* Читай книги Учения. — *Примеч. авт.*

вполне достаточно будет и одного. Сейчас идет очередной цикл лечения, я беру первую анкету из сотен, лежащих передо мной, и записываю в компьютер этот пример. Пусть он поддержит Вас и поможет Вам в борьбе с болезнью.

А-019881; 1964 г. р.

«Здравствуйте, дорогой Доктор Сергей Сергеевич! Прохожу в Храме пятую серию сеансов, но пишу впервые... Не могу не поделиться своей самой большой радостью. На первом сеансе третьей серии, когда звучала музыка в Вашем исполнении, у меня вдруг страшно усилилась головная боль. Это продолжалось не больше минуты, но боль была такой силы, что я стиснула зубы, чтобы не закричать, и ногти впились в ладошки. Я помню, у меня мелькнула мысль — как хорошо, что в зале темно, не то я перепугала бы соседей выражением своего лица. Я чувствовала, что лицо мое все перекошено. Так же внезапно все прекратилось, но привычной головной боли уже не было, хотя я жила с ней с 20-ти лет. А последние полгода боль практически не прекращалась, и мне казалось, что я потихоньку схожу с ума. И вот уже почти год я живу без головных болей, и сама себе тихонько радуюсь, боясь расплескать свое счастье. Обо всех остальных своих подвижках я напишу в исповеди, не буду больше отнимать Ваше драгоценное время. И еще у меня к Вам просьба. Прошу принять меня в наш Храм и благословить на исцеление Души и тела.

С глубоким уважением и любовью. Да хранит Вас Господь.»

12.08.2002, г. Сосновый Бор

— *У меня асцит на фоне цирроза печени. Живот увеличился до 8-ми месяцев беременности, стала задыхаться, сердцебиение, экстрасистолия, кашель,*

*неимоверная тяжесть в брюшной полости. Скажи-
те, пожалуйста, если я удалю жидкость механи-
ческим путем (это будет мой первый прокол), я
не нанесу этим вреда Энергии Сотворения?*

Асцит — это очень серьезный, грозный внешний
признак тяжелейшего прогрессирующего течения
цирроза печени, указывающий на тотальную, сплошную гибель ее клеток. Асцит — это скопление в брюшной полости жидкости в том или ином объеме, которая
начинает в буквальном смысле давить на все органы, в
результате чего они не могут выполнять свойственные
им функции и т. д. Поэтому конечно же, особенно при
таком большом объеме скопившейся жидкости, необходимо провести соответствующую хирургическую
процедуру и выпустить эту жидкость. Цирроз в пред-
терминальной фазе, с асцитом, отеками и даже ана-
саркой — когда весь организм в воде, когда вода начинает даже просачиваться через кожу — заставляет
врачей предполагать худшее. Но благодаря энергетическому лечению (очному или заочному) ты можешь
рассчитывать, моя дорогая, на полное излечение от
этого заболевания, даже находясь в такой критической стадии развития данного заболевания. Не сдавайся, ни в коем случае не сдавайся!

А в отношении последнего вопроса я советую тебе
внимательно изучать книги Учения. Энергия Сотворения — это информационные поля бесконечного Мира
Жизненного Духа Божественной Вселенной. А каким
образом можно нанести вред Бесконечности?...

*— В ходе лечения сняла $^1/_4$ таблетки преднизо-
лона. Осталась одна в сутки. Может быть, еще
снизить на $^1/_4$ таблетки?*

Любое медикаментозное лечение назначается непосредственно Вашим лечащим врачом. И только он вправе отменить его или принять решение снизить ту или иную дозу препарата. И уж тем более, если речь идет о сильнодействующих и длительно применяемых лекарствах. Другой разговор, если Вы живете в таком месте, где нет врачей или нет того специалиста, который назначил Вам данное лечение. В этом случае Вы можете самостоятельно решить этот вопрос, но только очень тщательно и скрупулезно следя за своим состоянием в период заочного лечения.

На фоне энергетического лечения, когда восстанавливается нормальная здоровая работа всех физиологических систем, вполне естественно, что со временем Вы постепенно начинаете отходить от тех или иных препаратов и в конце концов полностью отказываетесь от них. Но делать это надо очень осторожно, без суеты и спешки, при тщательном наблюдении за собой на фоне постоянного приема энергетического лечения.

Допустим, Вы принимаете таблетку преднизолона в сутки на протяжении длительного времени. Под воздействием энергетического лечения у Вас идут замечательные подвижки. Но сразу нельзя снижать дозу препарата! Необходимо удостовериться, что Вы добились стойких хороших результатов. Что это значит? Это значит, что в течение 2—3-х месяцев у Вас нет никаких обострений болезни — Вы просто забыли о ней. Вот тогда Вы можете снизить дозу препарата на $1/4$ таблетки, то есть принимать только $3/4$ таблетки, и продолжать энергетическое лечение. Вы видите, что несмотря на снижение дозы препарата, никаких обострений по-прежнему нет, и Вы чувствуете себя стабильно хорошо. Понаблюдайте за своим состоянием

2, а лучше 3 месяца, и затем можете снизить дозу еще на $^1/_4$ таблетки, принимая теперь уже полтаблетки на протяжении последующих 3-х месяцев. И так далее. Последнюю дозу в $^1/_4$ таблетки Вы продолжаете принимать не менее 6-ти месяцев, желательно проверив достигнутый стойкий положительный результат в осенне-зимне-весенний период, когда колебания погоды значительные и учащаются обострения.

Напоминаю, что энергетическое заочное лечение Вы не прекращаете ни при каких условиях! Если все хорошо и Вы полностью отказываетесь от препаратов, Вам необходимо принимать заочное лечение в течение хотя бы 3—5-ти лет. Я желаю Вам стойкого, крепкого здоровья без лекарств и всего самого хорошего.

— Дорогой доктор, лечите ли Вы системную склеродермию? Все врачи в один голос говорят, что это на всю жизнь, что они могут только поддержать чуть-чуть меня, а дальше будет все хуже и хуже? Что же мне делать? Приехать к Вам не могу, живу в Сибири...

Дорогая моя, и все пациентки и пациенты, страдающие не только данной патологией, я вновь, в который раз, обращаю ваше внимание на тщательную работу с моими книгами и глубокое изучение информационно-энергетического Учения. Нет такого диагноза, который нельзя преодолеть, нет такой болезни у человека, которую мы не можем вылечить. Только вот люди разные... Один человек сражается до победы, вооруженный и знаниями Учения и приходящей с моими книгами и буклетами Энергией Сотворения. Другой же, поверхностно, по диагонали пролистав книги и на всякий случай помахав руками, полагая, что именно это и есть заочное лечение, тут же бросает все, потому что «он выше этого, это не для него». Третий, будучи больным, но имеющий большие деньги и солидное положение в обществе, найдет самых лучших врачей и самые лучшие клиники за рубежом, полагая, что за деньги можно купить здоровье...

Так вот, мое лечение помогает сильному, мужественному, нормальному человеку. Нормальному — это значит открытому перед новым, каким бы невероятным оно ни было, не сдающемуся болезни и полагающемуся на себя.

У тебя системная склеродермия? Зачем ты меня спрашиваешь, лечу ли я ее? *Я ведь лечу человека, у которого проявлением его болезни стала системная склеродермия.* Очень внимательно прочитай эту фразу и запомни ее: *я лечу Человека.* Если он понимает меня. Если он хочет меня понять! А это значит, что с первой же книги он не ищет в ней свой диагноз, а начинает сражение. Бери мои книги, читай и лечись. Можешь ли ты вылечиться? Да! Да! Да! Но все зависит от тебя.

Приведу пример выздоровления моей пациентки, чтобы вселить уверенность в тебя, моя дорогая:

1018727; 24.08.1962 г. р.

«Здравствуйте, дорогой Сергей Сергеевич! Прохожу третью серию сеансов. Пришла к Вам с диагнозом системная бляшечная склеродермия, прогрессирующая стадия. Болело все: голова, сердце, печень, желудок, кишечник, низ живота, руки и ноги ломило. Правый тазобедренный сустав не давал покоя. Не могла ни сесть, ни встать без боли. Болел копчик, не могла сидеть больше часа на одном месте. Постоянно подкашливала. Пятна на теле чесались.

На руках от кисти и выше выступила какая-то сыпь и тоже чесалась. Гинеколог ставил диагноз — миома матки. Была сильная усталость. Все время хотелось полежать, а лежать тоже долго не могла. Начинали болеть поясница и крестец. После первой серии сеансов мне стало легче — постоянные боли утихли. После второй серии сеансов стала еще лучше себя чувствовать, но пятна на теле не проходили. И вот сейчас заканчивается третья серия сеансов. Сергей Сергеевич! Мне кажется, что я заново родилась. Почти все прошло, даже перестала заикаться, и у меня изменился почерк — стал ровнее.

Сергей Сергеевич! Я чувствую, что я выздоравливаю, и знаю, что буду здорова.

Спасибо Вам большое за возвращенное здоровье. И хранит Вас Бог.»

19.12.2001, г. Санкт-Петербург

— В книге «Заочное лечение» на вопрос, лечится ли детский церебральный паралич, Вы ответили более чем утвердительно, что вселило большую надежду в меня, как мать, у которой ребенок на протяжении всей своей жизни несет на себе всю тяжесть и бесперспективность данного заболевания, да и мы, родители, почти что смирились с тем, что это навсегда. В поликлинике, где мы встречаемся с такими же детьми, я не встречала тех, кому удалось преодолеть этот недуг. Мы начали заниматься по Вашим книгам. Поддержите нас в этом, особенно примерами выздоровления таких больных людей.

Дорогая моя, дорогие мои мамы и папы, имеющие таких детишек и страдающие вместе с ними! Дорогие мои взрослые пациенты, имеющие такую патологию! Это заболевание входит в группу болезней нервной системы, поэтому я подробно остановлюсь на нем в книге, которая будет посвящена именно этой системе. Понимаю, что вы не хотите ждать ее выхода, вам необходима, очень необходима поддержка именно сейчас, и я выполню вашу просьбу, как выполняю любую просьбу человека, приходящего ко мне со своей бедой.

Напомню очень кратко, что детские церебральные параличи — это группа заболеваний, которые обнаруживаются у новорожденных и проявляются двигательными нарушениями различной степени и тяжести на фоне снижения в той или иной степени интеллекта, с нарушением зрения и т. д. Данная группа заболеваний не прогрессирует, но остается на всю жизнь и традиционно почти не лечится, что бы, где бы и на каком бы уровне вам ни говорили. Да, на сегодняшний день существует множество, в том числе дорогостоящих, программ, в основе которых лежат многолетние методики обучения движению. Но целенаправленного лечения нет, потому что и этиология (причины возникновения болезни), и патогенез (механизм развития болезни) остаются неясными. А коль так, то как можно лечить?

Мы, применяя потоки Энергии Сотворения, как при очном, так и при заочном лечении достигаем желаемого результата. Поэтому сражайтесь за своего малыша, постарайтесь заинтересовать его заочным лечением и энергетическими упражнениями. Он не может или не хочет читать мои книги — садитесь рядом с ним и читайте книгу «Заочное лечение» или любую книгу из серии книг, которые лечат. Обязательно пользуйтесь лечебными буклетами, готовьте лечебную водичку. И не рассчитывайте, что буквально с первых мгновений ваш ребенок или вы станете здоровыми. Сражайтесь, боритесь, деритесь за свое здоровое будущее, и с вами произойдет то чудо, которое произошло и происходит со многими моими дорогими пациентами.

A-018385; 16.08.1992 г. р.

«Диагнозы: детский церебральный паралич. Последствия раннего органического поражения центральной нервной системы в форме нижнего спастического парапареза с контрактурами в голеностопных суставах, выраженный цереброспастический синдром, моторная неловкость, внутричерепная гипертензия, сложный астигматизм, спазм аккомодации, диффузная гиперплазия щитовидной железы, хронический астматический бронхит, хронический тонзиллит, хронический гастрит, дисбактериоз, аномальное расположение желчного пузыря, реактивный панкреатит, хронический гепатит, хронический пиелонефрит.

Дорогой Сергей Сергеевич! Во время тяжелых родов сыну повредили шейный и крестцовый отделы позвоночника и головной мозг в 3-х местах, в карте записано: «перинатальное поражение головного мозга и шейного отдела спинного мозга». В результате — острая дыхательная недостаточность, месяц аппаратного дыхания, 3 реанимации, последняя в 6-месячном возрасте. В 4-х месячном поставлен диагноз ДЦП и астматический бронхит. С 1 года на инвалидности, начал пытаться ходить в 2 года, укорочение ноги на 3,5 см; часто задыхался, выходили из критических состояний на преднизолоне. Сильнейшие приступы головной боли со рвотой. Краснодарские «светила» посчитали, что сын лечению не подлежит, рядовые врачи и костоправы поднимали руки вверх. Да, сын «ходил», но бегать не получалось, только совсем немного, и падал — у него нарушение координации движений, так как мозжечок сильно пострадал. Частые астматические приступы.

На первом же сеансе приступ был снят и более не повторялся. Простуды стал переносить легко, без одышек. Стал бегать, быстро и много, и продолжает это делать и сейчас, не отставая от здоровых детей. Стал меньше уставать, написала неправильно — усталость стала, как у нормальных детей после школьной нагрузки. Ведь, дорогой Сергей Сергеевич, мы же ходим в школу — сбылась еще одна мечта сына, сразу после приезда от Вас пошли в класс. Теперь учитель не ходит на дом. Сколько радости в его глазках, сколько рассказов дома, и ни разу не пожаловался дома на усталость. А ведь до лечения его хватало на 15 минут работы — сильно болела спинка, белела рука от напряжения и самое главное — не выдерживала голова и начинали косить глаза. Да, забыла написать, что косоглазие прошло на 4—5—6-й сериях сеансов. После первых уроков его невозможно было забрать домой...

Милый Сергей Сергеевич! Вы подарили столько радости и счастья нашей семье, низкий Вам поклон!»

24.05.2002, г. Краснодар

У-018746; 2.07.1969 г. р.

«Уважаемый Сергей Сергеевич! У меня детский церебральный паралич, пирамидно-подкорковая форма, дизартрия, задержка психического развития, плохая речь органического характера. Традиционное лечение не оставило никаких шансов. Провожу дома заочные сеансы каждый день и энергетические упражнения. Приехала к Вам и прохожу вторую серию сеансов. За время лечения у меня выпрямились пальцы рук и ног, улучшились сон и аппетит, исчезли головные боли, перестала прикусывать щеки, исчез перекос губ, перестала щурить глаза, улучшилась речь и даже самостоятельно закрылся — запломбировался — зуб.

Большое спасибо Вам, Доктор, за помощь. Стала подтягиваться на турнике, делаю упражнения для ног.

С любовью и уважением.»

21.12.2001, г. Кривой Рог, Днепропетровская область

*— Мы часто слышим о физиологическом омоло-
жении Ваших пациентов. Конечно же, это волну-
ет каждого человека и меня в частности. Веришь,
не веришь. Но все-таки чувствуешь, что пробуж-
дается какая-то надежда, что и ты сможешь
стать такой, как и они — Ваши пациенты. Под-
крепите мою, да и не только мою, веру хотя бы несколькими примерами этих невероятных для моего сознания возможностей нашего организма.*

С удовольствием выполняю Вашу просьбу, моя дорогая. Хочу заметить, что я могу, если у людей будет
такая потребность и желание, периодически издавать
книги, полностью составленные из примеров выздоровления моих пациентов. Пожалуйста, материала
столько, что может получиться энциклопедия из сотен и сотен томов по разным разделам медицины.
А сейчас примеры, о которых Вы меня просите:

1018857; 31.12.1959 г. р.

«Здравствуйте, дорогой Сергей Сергеевич! Это
моя 21-я серия. Какое счастье, что я знаю Вас, какое счастье, что я к Вам прихожу. Не знаю, какая бы я была сейчас. Раньше все время рыдала, так как дети болели часто,
дрались, в семье были вечные ссоры с мужем. Мне говорили, что после 35-ти лет начнешь сильно уставать, не будет
хватать ни на что сил (это говорили друзья мужа, они старше нас на 7 лет). И действительно, когда мне исполнилось
35 лет, я еле доползала до кровати и вообще уже ничего не
хотела. Сейчас мне 42 года, а выгляжу на 30. Некоторые
люди дают мне меньше, иногда вообще девочкой называют.
А чувствую я себя и ощущаю на 18 лет. Дома на буклете стоит моя фотография, где я здоровая, молодая. Я на нее часто
смотрю и становлюсь именно такой, как на этой фотографии... У меня исчезло искривление позвоночника 2-сто-

роннее (я сделала контрольный снимок), рост был 164 см, а стал 167 см. У меня часто и долго болела голова — сейчас все боли ушли. Мало того, на январской серии сеансов Вы сказали, что лучшая закалка—обливание, и я прямо во время эпидемии гриппа стала после нормального душа под конец включать ледяную воду. И так я закаляюсь до сих пор. После душа не вытираюсь — заворачиваюсь в простыню... Я стала совсем другая, такая я себе очень нравлюсь.

Низкий поклон, дорогой, милый и самый любимый Сергей Сергеевич!»

10.04.2002, г. Санкт-Петербург

1019978; 19.08.1937 г. р.

«Здравствуйте, дорогой Сергей Сергеевич!... Я ребенок 900 дней блокады. Мне было 4 года, когда началась война. Мы в то время стали «старичками», как нас называли. Тогда у нас не было слез, они появились позднее. Я помню бомбежки, голод, холод, как прятала голову под подушку, чтобы не слышать очередного обстрела. Страшная цинга, детский ревматизм. Вместо зубов одни гнилушки. Мама говорила, что зубы у меня не вырастут... А сейчас, дорогой Сергей Сергеевич, у меня стали расти зубы — наверху слева растет большой коренной зуб. Все наши мне завидуют, говорят, теперь у тебя все зубы будут свои. Спасибо Вам за такое Чудо.

И еще одно чудо — на правой щеке была большая коричневая бородавка с пуговку. И вдруг она рассыпалась.

Дай Вам Бог здоровья, дорогой Сергей Сергеевич!»

01.2002, г. Санкт-Петербург

ПЬЯНСТВО, АЛКОГОЛИЗМ И БОЛЕЗНЬ

— *Дорогой Сергей Сергеевич! У меня к Вам материнская просьба — затроньте, пожалуйста, вопрос женского пьянства и алкоголизма. Прошу по-*

тому, что моя дочь страдает пристрастием к алкоголю, а ведь у нее обнаружили антитела к гепатиту С.

— Вы сказали, что при гепатите «С» категорически нельзя употреблять алкоголь, иначе смерть. Мне 38 лет. Год назад мне поставили диагноз гепатит «С». С 20-ти лет работаю водителем. Работа тяжелая, и чтобы снять усталость и нервное напряжение после рабочей смены, выпивала 1—2 бутылки пива. За долгие годы эта привычка переросла в алкогольную зависимость. Я попыталась не пить пиво. Очень мучаюсь. Болит все, особенно головные боли (по вечерам) и бессонница. Хожу на работу как зомби. Я не алкоголик, крепкие спиртные напитки употребляю крайне редко, а вот без пива не могу.

Я уже неоднократно поднимал этот вопрос в своих книгах, и книга «Заочное лечение» — не исключение. Пристрастие к алкоголю имеет множество причин. А переход в стадию алкоголизма — тема для особого разговора. Думаю, о причинах алкоголизма — обо всех или о многих из них — написано столько книг, проведено столько бесед с Вами или Вашим пьющим родным человеком, что не только Вы, но и она знает сегодня столько, что может самостоятельно прочитать лекцию или провести беседу на эту тему. Но знать — это одно, а жить достойно — это другое. У Вашей дочери есть явные и очевидные причины, приведшие ее к ежедневному употреблению алкоголя. Специфика профессии, неустойчивость и неустроенность в личной и социальной жизни, перепады настроения, чувство одиночества, которое с годами становится все сильнее и начинает тяготить.

Это только в фильмах, особенно в американских (да и наши в последнее время стараются работать «под Америку»), одинокая женщина чувствует себя очень хорошо: она свободна, и ей никто не нужен, мужчина на одну ночь и т. п. Это только в фильмах... Ни у нас, ни у них в реальной жизни такого не бывает. Женщина всегда стремится создать семью, хранить ее, чувствовать плечо сильного любимого мужчины, иметь от него детей.

У Вашей дочери это не получилось... Чтобы хоть немножко поднять настроение и снять стресс, она потихоньку начала прибегать к алкоголю, считая, что это нормально. Втянулась, пролетели годы нетрезвой жизни. Употребление спиртного стало традицией, обрядом, когда после работы обязательно надо «пропустить» пару рюмочек водочки или выпить пару бутылок пива. Но сейчас это стало более чем опасно для нее. Гепатит С — одно из самых грозных заболеваний, поражающих печень, симптомы которого проявляют себя буквально в последней стадии развития болезни, когда печень полностью разрушена и уже никто спасти человека не может. Для клеток печени алкоголь является самым опасным ядом, убивающим печеночные клетки. И если ежедневно принимать алкогольные напитки, даже самые слабые, это значит — ежедневно убивать определенное количество клеток печени, которые и так уничтожаются ежесекундно вирусом гепатита С.

Немедленно прекратите употребление алкоголя, если хотите жить! Вы даже не представляете, что такое терминальная фаза алкогольного цирроза печени для больного человека! Это такие страдания, такая пытка, что человек просто кричит: «Я не хочу жить! Сделайте что-нибудь, чтобы я умер!»

Вам необходимо заочное лечение — полная программа, прием витаминной группы, включающей краткие по времени приема большие дозы витамина С — 1 грамм в сутки и т. д. (Впрочем, все это Вы должны согласовать со своим лечащим врачом). Мы вылечимся от гепатита С, но только прежде Вам надо полностью исключить алкоголь! А для этого Вам необходимо изменить образ жизни. По-другому ничего не получится, запомните!

А-019977; 3.01.1961 г. р.

«Дорогой Сергей Сергеевич!... Хочу затронуть вопрос об изменении образа жизни. Длительное время я употреблял спиртные напитки в разных дозах. Спиртное присутствовало в моем организме ежедневно. Когда стал лечиться с помощью Энергии Сотворения, стал реже пить спиртное, а в последнее время практически отказался от него. Мне стыдно перед Вами, перед Вселенной, перед своим организмом за свою слабость. Но, наверное, Вселенная испытывает меня на Силу Воли. Очень тяжелые последствия после принятия спиртного — разбитое состояние, рвоты, отсутствие аппетита. Такое я испытывал 20 лет назад, когда только начинал выпивать. Теперь к спиртному равнодушие. Есть оно или нет, мне все равно. Господи! Как хорошо жить без зависимости от алкоголизма. И еще простите, Доктор! Были моменты, в перерывах между сериями лечения, когда я не мог справиться со своей слабостью, выпивал немного. После чего начиналось обострение болезни — разрушение иммунной системы и защитных сил организма. «Что же я делаю? Зачем лечусь? Нет, так не вылечишься. В общем, спиртному — нет, если хочешь быть нормальным человеком».

Сегодня я счастлив, что живу. С уважением.»

10.04.2002, Ленинградская область

Вх. 2452 от 17.07.01; 27.05.1940 г.р., товаровед, бухгалтер.

«Дата начала заочного лечения: не помню, когда, но всего один раз. Очень надеюсь, что сегодня, в воскресенье, впервые проведу сеанс по-настоящему, и очень хочу, чтобы они были постоянными. Жалобы: хронический алкоголизм, регулярные запои, значительное снижение умственных способностей, радикулит...

Родилась в Москве, войну пережили тоже в Москве, никуда не выезжали... Школа, вечерний институт, работа в оптовой торговле, деньги и водка, частые запои. В любви не везло. В 29 лет сошлась по любви с женатым однолетком, в 32 года родила дочь, почти неразлучно были мы вместе с... и воспитывали дочь до 7-ми лет. Потом меня кольнуло, почему же я все-таки не замужем, и заставила себя с ним расстаться. Через год я вышла замуж, но радости от этого не прибавилось. С мужем мы пили вместе и помногу, а рядом проходила жизнь. Решила, что надо закодироваться. Предложила и мужу, он отказался; я его выгнала (у него своя квартира есть), а сама закодировалась на год. Пережила это спокойно, выпить не тянуло. К этому времени дочь вышла замуж, родила сына, переехала жить ко мне... Мой год подходил к концу, и я уже задумывалась, когда я смогу попробовать шампанское. Ну а потом опять начались запои...

Искала выход, как избавиться от этого порока, пыталась подойти к священнику на исповедь, но не могла и не могу сейчас. Стала делать энергетическую гимнастику, пользуюсь буклетами, пью воду, начала закапывать ее в глаза и уши. Очень люблю внука, мне стыдно перед ним, какую он меня видел, когда приезжал из лагеря на пересменок. Ему говорят, что бабушка болеет, но он идет в этом году в школу и все начнет понимать правильно...

Доктор, Сергей Сергеевич! Вы — моя последняя надежда. Помогите, Исцелите. Направьте на путь истинный...

Простите за сумбурное письмо и плохой почерк. Никак не приду в себя, а уже 4-ый день...

С уважением и надеждой.»

А вот письмо, которое я получил от этой женщины спустя год:

Вх. 8376 от 15.07.02.

«Здравствуйте, милый Доктор Сергей Сергеевич! Это мое второе письмо к Вам. Первое я написала 5-го июля прошлого года и получила от Вас ответ как раз перед Новым Годом. Большое-пребольшое Вам спасибо, что нашли возможность мне написать.... Занимаюсь заочно нерегулярно, с перерывами...

Долгожданное письмо от Вас пришло перед Новым 2002 годом. Уже было закуплено и шампанское, и вино, и выбросить все это у меня не хватило сил. Но я и не пила ни в Новый год, ни после. Были школьные каникулы, я занималась с внуком, он учился в первом классе, а у дочери была зимняя сессия в институте. А вышла на работу в середине января — и понеслось, поехало по новой. Не знаю, как все получилось, но после очередного «захода» в начале марта я в отчаянии обратилась к Господу, матери-Вселенной, Ангелу-Хранителю, обратилась мысленно к Вам с просьбой помочь мне окончательно бросить это пьянство и встать на Путь истинный. Заставляла себя делать энергетические упражнения (мешала лень: то спать хочу, то передача идет по телевизору, надо посмотреть), а тут, откуда силы взялись — в 9 часов всех выгоняла из своей комнаты, никакого телевизора и никому не давала смотреть (он у нас один и стоит в моей комнате). Поворчали мои милые дочь и внук, но смирились.

И вот так с Божьей помощью все пошло на лад. Уже 4 месяца не беру в рот ни капли спиртного, даже пива. Много раз в мыслях обращалась к Вам, благодарила, а написать боялась, а вдруг «сорвусь». 4 месяца! Такого еще не было, только после кодирования, но это разные вещи. Там страх, а здесь просто нет желания. Не могу сказать, что это мне далось легко и просто. На работе сотрудники на 60% пенсионеры, военные в отставке, по четвергам... обычно застолье. Я просто перестала на них ходить, сначала звали, предлагали, уговаривали выпить за здоровье..., приходилось огрызаться и отвечать грубо, но потом смирились и отстали.

Большое-большое Вам спасибо, милый Доктор, за Вашу помощь, поддержку, я всегда ее чувствую, когда смотрю на Ваш портрет в книге «Заочное лечение». Иногда Вы — строгий, требовательный, а то улыбаетесь, и мне хорошо. Исповедь моя еще впереди. Разрешите мне писать Вам. Не отвергайте меня.

Дай Бог здоровья и счастья Вам. До свидания.»

г. Москва

ВНОВЬ О НАРКОТИКАХ

— *Уважаемый Сергей Сергеевич! В отчаянии обращаюсь к Вам. Безысходность, стена предо мной. Сын наркоман. Как помочь? Как спасти? И почему это произошло с ним? Почему это происходит с молодежью? Неужели сам Господь Бог решил уничтожить наше будущее? Как жить...?*

В книге «Заочное лечение» я кратко ответил на вопрос нескольких мам, у которых дети стали наркоманами*. Вопрос матери из Москвы — далеко не только личный вопрос. Для того чтобы не просто ответить на него, но и избавить семью, коллектив, общество, страну, мир от этого зла, необходимо понять суть этого нарастающего явления, по сути — катастрофы. Ведь

---

* См. III часть книги «Заочное лечение», стр. 367. — *Примеч. ред.*

принимающие наркотики люди — это в основном молодежь от 14-ти до 30-ти лет. Часть из них погибает от передозировок, а та значительная часть, которая остается жить, — это очень больные люди, с утраченным или значительно сниженным иммунитетом, пораженные вирусным гепатитом С, который убивает медленно и протекает почти без всяких симптомов...

Что произошло с молодежью? Почему она с такой легкостью вовлекается в этот водоворот? Причин здесь достаточно много. И главная, на мой взгляд, заключается в отсутствии жизненных ориентиров и жизненных ценностей не только у основной массы молодежи, но и у большинства людей, живущих в этом мире, на фоне всеобщей разнузданности и лжи, царящих в обществе и государстве.

Давайте возьмем нашу страну. Как живет сегодня наша молодежь? Какие ценности жизни взращивают в ней семья, школа, институт, государство? Чувствуют ли молодые люди, что нужны своей стране? Верят ли они этой стране? Принимают ли они ее как Родину? Что сегодня видит и слышит молодой человек, юный человек?

Молодость. Один из самых ярких периодов жизни любого человека. Период, когда человек начинает открывать себя и утверждать в коллективе, обществе, когда к нему приходит первая чистая настоящая любовь. Это удивительное состояние, когда вся жизнь еще впереди, когда многого хочешь, многое можешь, когда стремишься реализовать себя, и перед тобой открыты все двери. Молодость — это постоянная готовность что-то сделать... Молодость — это «легкость на подъем» в любом деле. И это гордость за себя и свою страну, это постоянное желание быть в массе таких же молодых людей, увлеченных каким-то общим делом, идеей и т. п.

У молодежи обязательно должны быть жизненные ориентиры. Их носителями могут быть конкретные люди — кумиры, которые пробуждают в юноше или девушке стремление стать хотя бы похожими на них, добиться хотя бы таких же успехов. У молодежи обязательно должна присутствовать гордость за своего Президента, как носителя чести и достоинства государства, гордость за экономические, научные и спортивные достижения своей страны. И конечно же, у молодых должно быть стремление к знаниям и возможность свободной реализации этого стремления, возможность спокойно провести свое свободное время в кругу близких по увлечениям сверстников.

Причем надо помнить, что молодые люди очень чувствительны к любой фальши и лжи. Они ее чувствуют каждой клеточкой, а не только сердцем. И как только эта ложь заполняет их жизненное пространство, возникает кризис, который ничем не остановить. Да, можно говорить, что увлекся наркотиками, потому что потерял любовь. Есть такие случаи? Есть, но их единицы. Можно говорить о бедности и нищете, об отсутствии достойной жизни и т. д. Да, причин, порождающих стремительное распространение наркотиков, очень много. И в том числе, несомненно, огромные — баснословные — прибыли, которые оседают в карманах наркоторговцев-убийц. Создается впечатление, что если уж не само государство, то хотя бы часть государственной машины активно участвует в этом процессе. И отрицать это бессмысленно — достаточно посмотреть, как власть относится к своему народу, к обществу и к молодежи в частности...

Молодежь брошена государством. Это очевидно. Молодежь никому не нужна, и она это чувствует. Поступить в институт с помощью одних только знаний невозможно. Плати деньги, и можешь даже не ходить на занятия. Да, да, именно так. Знания никому не нужны. Даже если у тебя блестящее образование, в том числе второе высшее, которое ты получил в высших школах экономики Европы, — здесь ты никому не нужен... Мне пишут педагоги, что их заставляют вытягивать тех, кто не хочет учиться, а на стремящихся к знаниям ребят не обращать внимания.

Молодежь брошена обществом, а это значит — людьми, каждым из нас. До нее никому нет никакого дела. Просто нет времени... Говорят, что старики мешают жить, — все время вертятся под ногами. Но ведь сегодня такое впечатление, что и молодежь мешает жить. А может быть, мы все друг другу мешаем жить? Непростительно равнодушное отношение к судьбе детей, а это значит — к будущему нашей с тобой страны! Ребята предоставлены сами себе — мы лишили их здоровой мечты, здоровых устремлений. И от этого им ничего не надо — они на наших с тобой глазах превращаются в сплошную серую массу, которая становится все плотнее и плотнее, все агрессивнее и враждебнее. И это оттого, что им некуда деть себя.

А те, в ком еще живет желание стать кем-то, достичь чего-то, разобщены настолько, что их сегодня почти не видно. Посмотри, кто является кумиром сегодняшнего дня! О чем и о ком говорит телевидение!? Кого приглашают в различные шоу-программы, и что является основным содержанием этих программ?

Где они, ценности жизни? Где они, ее ориентиры? Там, на экранах телевизоров, уже на протяжении многих и многих лет, кроме Чечни и различных катастроф, одних и тех же лиц политиков и лоснящихся от богатства и самолюбования «звезд» всех мастей, есть еще такая же лживая латиноамериканская или американская жизнь в бесконечных сериалах, в которых тоже сплошные убийства. Почти все, что показывают по телевидению, все, о чем говорят и к чему призывают в школах и институтах, не соответствует реалиям жизни. Что делать молодежи? Что делать молодому, полному нерастраченных сил человеку? Кому он нужен в этой жизни? Он идет на улицу к таким же, как и он. Они начинают болтаться по улицам — им некуда идти, некуда зайти, негде посидеть и просто поговорить. Они уже обречены. **ОНИ УЖЕ ОБРЕЧЕНЫ!** И в этот момент подходит очень «добрый» человек, чуть старше их, и говорит: «Чего приуныли, ребята? Пошли, я вас угощу». **Все! Жизнь закончилась! Все! Молодость прошла! Обреченность и уход от фальши и лжи в розовый мир наркотиков, где всем хорошо, где никому ни до кого нет дела, где ничего не нужно делать...**

Мы хотим избавить ребят от наркотиков? Так, может быть, начнем избавлять нашу страну от фальши и лжи, от поразительного по своей жестокости бездушия и безразличия к молодому человеку? Посмотрите, какие сегодня кумиры в нашей стране! Кто сегодня «заказывает музыку» и какова эта «музыка»? Кто сегодня навязывает нашей молодежи тот отвратительный выбор, который трудно даже назвать вкусом!? Вот с чего надо начинать, чтобы избавить наших детей от наркотиков!

Да, ко мне приходят молодые люди для того, чтобы избавиться от наркотической зависимости. Но ведь это только единицы среди миллионов и миллионов ребят! И избавляются они от этой зависимости не потому, что я даю им какие-то сверхчудесные таблетки, не потому, что я им что-то внушаю, а потому, что я им говорю правду и открываю для них МИР и саму ЖИЗНЬ, которая дана один раз и которой более не будет.

О, как много еще я могу добавить к этому! О, как хочу я пропустить через «чистилище» всех тех, кто довел мою Родину до состояния обреченного будущего! Ведь без здоровой молодежи нет будущего у страны!

Совсем недавно Президент сказал, что у нас более двух миллионов наркоманов. Но ведь знает же он, что эта цифра на много порядков больше. Знает... Он многое знает...

Дорогая моя, милая мама, написавшая мне письмо из Москвы! Дорогие мои, милые мамы, пишущие мне со всех концов нашей страны! Первое, что мы должны сделать, чтобы помочь нашим детям, попавшим в беду, — это перестать им лгать, перестать заигрывать с ними и постараться объяснить им, что в этой жизни почти все зависит от каждого из них. В том числе и здоровое будущее нашей страны. А для этого мы должны быть вместе. Подарите Вашему ребенку мою книгу, и пусть он начинает свой Путь выхода из жизненного тупика.

И да хранит вас Бог, мои дорогие.

Вх. 6651 от 6.05.02; 13.10.1957 г.р.

«...Да и в семье было много горя, муж стал пить... и старший сын с ним. Я уже думала разводиться, не было сил. Но вот с февраля стала ставить воду заряженную и буклеты класть мужу, сыну младшему и старшему, дочери и зятю. И что стало у меня дома!? Чудо! Муж уже не стал приходить пьяным и дома не пьет, если только по праздникам. Сын сам лег в наркологическую больницу, вышел, стал устраиваться на работу, его девушка не нарадуется. Муж стал спокойнее, с сыном стали разговаривать (раньше — драки и скандалы). И у сына происходят изменения, никуда не бежит, глаза стали добрыми, много стал разговаривать, улыбаться, о политике смотрит и читает. Да, еще много мне придется пройти и вынести, но я сильная и хожу в церковь, молю Бога и о Вас не забываю ни на минуту — Вы у меня и в сердце, и в мыслях...

Я от всего сердца желаю всем Вашим пациентам не унывать, не падать духом и верить, что все будет хорошо. Нужно быть честным с самим собой, даже если ошибся в жизни, и не плакать, тем более не «жалобить» себя и другим не давать повода для жалости. Она может даже убить — и душевно, и морально. Ну а я, Сергей Сергеевич, всегда буду веселой, общительной, доброжелательной, это мой девиз! Нужно жить, если жизнь дана свыше, и стараться ее беречь, лечиться, если сильно прижмет.

До свидания, наш дорогой человек и гражданин нашей измученной России, родней которой нигде нет. Здоровья Вам! Будьте добрыми и счастливыми на этом трудном Пути. Да хранит Вас Господь и Его любовь. Ваша пациентка.»

25.04.2002, г. Красноярск

ГОМОСЕКСУАЛЬНОСТЬ, БИСЕКСУАЛЬНОСТЬ

— *Сыну ... года. Умный, знает 6 языков, любит меня, поддерживает материально, не пьет, не наркоман, снял квартиру (чтобы не травмировать меня) и живет там с молодым человеком.*

Нельзя ли с помощью Энергии Сотворения поменять ему сексориентацию (раньше он встречался с девушками и чуть не женился)? Уже много лет, как я узнала об этом, и с тех пор как будто в сердце воткнули нож, а вынуть забыли. Неужели мне придется оставшуюся жизнь жить с этой кровоточащей раной?

Надо понимать, что это болезнь, которую невозможно объяснить с точки зрения обычной логики, потому что причина ее лежит глубже традиционного понимания болезни. В связи с этим у общества сложилось соответствующее отношение к людям, имеющим подобную сексуальную ориентацию. Принято считать, что это распущенность, потеря сексуальной ориентации (имеющая, к тому же, свою давнюю историю), результат недостатка в воспитании, разнузданности средств массовой информации, чуть ли не пропагандирующей такую ориентацию и пр. и пр.

Если очень кратко говорить об основной причине данной болезни, могу сказать следующее. В результате искажения информационного поля Планеты и за счет пребывания в нем огромного количества разделенных Душ и Ангелов (которые образовались в результате насильственной смерти людей на протяжении всей истории жизни человеческой цивилизации) в момент рождения человека (в тот Миг, когда идет разделение Кокона на Ангела и Душу, входящую и образующую Мир человека)* другой Ангел «отталкивает» истинного, предназначенного Ангела данного Кокона, и становится образующим Ангелом данного человека. Если рождается мужчина, а его образую-

---

* См. «Книга, которая лечит. Исцеление Души». — *Примеч. ред.*

щим Ангелом в результате этого деяния становится Ангел-Женщина, «рождается» гомосексуал и наоборот. Если в мужчину входит Душа женщины, то «рождается» бисексуал.

Лечение данной «патологии» традиционными методами просто невозможно. Медицина сегодня или идет на поводу у таких больных, проводя различные пластические операции по изменению внешности и пола, делая мужчину «женщиной», а женщину — «мужчиной», или же пытается свести все к психотерапии. Только непонятно, чем могут помочь данные специалисты, каким образом они думают поменять ориентацию женщины, находящейся в Плоти мужчины? Надо сказать, что большинство этих людей очень страдает от данной болезни, от своей неполноценности, если не сказать более, — зачастую они ненавидят себя.

Такие люди начинают приходить ко мне. Очень показательна исповедь одного из моих пациентов.

1019869; 29.07.1978 г. р.

«Здравствуйте, уважаемый Сергей Сергеевич! Я растерялся в жизни. Обдумывая прошлое и настоящее, не представляю, как мне жить дальше, какое будущее ждет меня. Еще со школьных лет я стал замечать, что мне нравятся не девочки, а ребята. Очень долгое время я всячески давил в себе эти мысли и пытался от них избавиться. Но, к сожалению, с каждым годом они все настойчивее заявляли о себе, и мне стоило все большего труда скрывать от всех свои мысли и желания. Так продолжалось до 20-ти лет, когда я уже не смог все держать в себе и стал общаться с подобными мне. Но каждый раз я ненавидел себя за это, и подсознательно понимал, что это не мое. Я раздваивался. Одна моя половина влекла меня к этим отношениям. Другая же ненавидела и презирала все, связанное с этим. В таком противоречии проходили все мои дни. Я занимаюсь спортом и поддерживаю форму. Мои родители узнали о моей ориентации, и у нас начались серьезные разногласия.

Мать посоветовала мне прийти на Ваши сеансы. До этого я обратился за помощью к психотерапевту из Военно-медицинской академии. Встречался с ним 4 сеанса. Он предложил длительное лечение. Я согласился. Но на 2 последние сеанса он не пришел, не объясняя причины. У меня сложилось мнение, что он не знает, как меня лечить.

У Вас посещаю первый цикл лечения. На меня Ваши сеансы произвели очень большое впечатление. На них присутствует атмосфера доброты, понимания и любви. На сеансах не чувствуешь себя обделенным вниманием. Когда Вы обращаетесь к залу, мне кажется, что Вы обращаетесь именно ко мне и хотите помочь. Сплю на буклетах и регулярно пью заряженную водичку. Главное мое желание — стать нормальным человеком, полюбить девушку и создать семью, вырастить детей.

Уважаемый Сергей Сергеевич! С первых минут общения с Вами я поверил, что только Вы сможете сказать правду, излечимо ли мое заболевание. Заранее благодарен.»

10.08.2002, г. Санкт-Петербург

Так же, как большинство людей, страдающих различными тяжелейшими болезнями, пройдя все и всех, пациенты с данной патологией обращаются ко мне, как к последней надежде, не понимая и не осознавая еще, что наконец-то нашли свой Храм, который поможет им вернуться к самим себе истинным, настоящим.

Если говорить кратко, информационно-энергетическое лечение данной патологии заключается в том, что мы возвращаем истинного Ангела или истинную Душу в Мир конкретного человека, при этом изгоняя

Ангела или Душу вторжения. Как просто звучит формулировка сущности лечения, но как трудно достичь положительного результата! Сколько моих сил и сил моего пациента требуется, чтобы осуществить это! Я не могу раскрыть в деталях весь «механизм», всю цепочку данного лечения. Могу сказать одно — это излечимо. А значит, от данной патологии можно избавить тысячи и тысячи людей, если, конечно, они хотят этого. Излечить человека, который не хочет избавиться от своей болезни, — невозможно. Он сам должен прийти ко мне, а не его мама.

М-019876; 29.09.1946 г. р.

«Здравствуйте, уважаемый Сергей Сергеевич. Вы разрешили написать, что болит на душе, или чем болит душа, и я решила воспользоваться Вашей любезностью... Когда сын учился на 3-м курсе института, я случайно услышала, как он по телефону сказал кому-то, как приятно быть с другим мальчиком. В тот вечер у меня был сердечный приступ, я всю ночь проплакала, была в растерянности, не знала, как я теперь буду жить с таким сыном. Очень хотелось уйти из жизни, потому что думалось об этом постоянно. Он стал пропадать ночами, я плакала, но не знала, что делать. Время шло. Я жила под «Дамокловым мечом». У меня на руках была больная мама, и я была обязана думать о ней...После того, как я узнала о сыне, я перестала общаться со всеми своими подругами и родственниками, потому что первый вопрос в разговоре был: «Твой ...женился?» Такой вопрос вызывал ощущение ножа, воткнутого в грудь, и вызывал слезы внутри, что у меня такой плохой сын. Лгать меня не научили, и мне трудно было отвечать на такой вопрос. Поэтому я осталась одна. Даже с сестрой почти не общаюсь. Мне стыдно смотреть ей в глаза, особенно после того как она суровым голосом заявила, что видела моего сына под ручку с мальчиком. Я убеждала себя, что существует много матерей, у которых сыновья наркоманы, пьяницы, сидят в тюрьмах, но матери от них не отказываются. Может, у меня еще не худший случай. Все равно очень больно. После смерти мамы у нас был крупный разговор. Сын сказал, что он несколько раз обжегся в отношениях с девушками, что нужно много денег, чтобы ухаживать за ними, что с ними неинтересно общаться и чтобы я свыклась с мыслью, что он не женится. У него просто воспаление предстательной железы, герпес на половом члене и т. д. (много причин).

Он устроился на хорошую работу и, чтобы не травмировать меня, снял квартиру, поселился там с мальчиком и познакомил меня с ним. Что мне оставалось делать? Сказать: «Ты мне не сын?» И остаться совсем одной? И ему было бы тяжело. Я устроила ему истерику, высказала все, что думаю о его поведении. Сказала, что не желаю видеть его друга. Он мне жестким голосом ответил, что он все продумал и в таком случае его я тоже не увижу. Я думала двое суток. Затем позвонила и сказала, что я постараюсь себя перевоспитать, но для этого нужно время. Какой «смешной» результат жизни! Мне 55 лет. Я живу одна в 2-х комнатной квартире. Зарабатываю достаточно для себя. Любимая и интересная работа. Мужчин «на дух не переношу», так как последний гражданский муж так «достал» меня, что я смотреть на мужчин больше не могу, да у меня и времени нет на них.

Сын умный, симпатичный, общительный. Меня любит, поддерживает материально, помогает по дому, звонит каждый день. А счастья нет!!! И не будет! Полная безысходность! Я читала, что некоторые гомосексуалисты в приступе ревности убивают друг друга. Итак, мой сын живет с этим другом уже три года. Кормит его, одевает, оплачивает его обучение в институте...Но недавно сын сказал, что у него появился новый прекрасный молодой мужчина... Горе, как «Дамоклов меч», будет висеть надо мной всю оставшуюся жизнь.

Я говорила сыну, что не хотела бы жить с таким «мечом», но он сказал, что тогда я искалечу его жизнь. Но ведь я его очень люблю, и думаю, что ему будет очень трудно жить без меня. К тому же, это моя вина, что у меня такой сын, потому что я не смогла создать свою нормальную семью — образец для него, потому что все свое детство он прожил в одной комнате с бабушкой, которая храпела и не давала ему спать, потому что в их споре я всегда (почти) принимала сторону бабушки (так как она была очень больна, и я не хотела ее расстраивать). Его отец женат 3-й раз, часто пьет. Какое-то время он общался с отцом, но теперь перестал.

Извините за длинное письмо, короче не получилось. Очень счастлива, что довелось Вас увидеть. Счастлива, что Вы есть. Ваша...»

08.2002, г. Москва

ЭНЕРГЕТИЧЕСКИЕ УПРАЖНЕНИЯ

— При проведении энергетических упражнений при поднятых соединенных ладонях у меня потребность вытянуться максимально. Правильно ли это?

Конечно, правильно. Если во время выполнения энергетических упражнений у Вас появляется потребность повернуться, развернуться, вытянуться, как в данном случае, — на здоровье. Слушайте свой организм, слушайте свое тело. Ведь я говорил в книге «Заочное лечение», что с обретением опыта проведения заочного сеанса постепенно у человека появятся свои привычки и свои наработки, свои «секреты» в исполнении энергетических процедур. Как только Вы поймете в ходе лечения, что главным является не движения рук, ног, тела, а движение Души, можно считать, что Вы встали на Путь истинного энергетического лечения. Я желаю Вам хороших результатов.

— *Когда делаю энергетические упражнения перед зеркалом (во весь рост), вижу с закрытыми глазами в зеркале яркий контур своего тела. Что это?*

Если это свечение постоянно одно и то же (и по яркости, и по цвету), то вполне вероятно, что это плод Вашей фантазии. Если же это свечение меняется в ходе сеанса, значит, Вы действительно видите «свечение» биологического поля Плотного тела.

— *Можно ли утром выполнять только часть упражнений по восстановлению энергетических каналов и артерий?*

Внимательно и глубоко изучите соответствующий раздел книги «Заочное лечение». Мне просто нечего добавить к тому, что там изложено.

— *Уважаемый Сергей Сергеевич! Я плачу до сих пор. Серий 20, и в зале, и дома. Правда, теперь в зале почти не плачу, а дома — на каждом заочном сеансе. Может быть, это диагностический период заболевания души, и она до сих пор очищается?*

Не найти в этом мире человека, который мог бы сказать, что он в течение жизни максимально реализовал все свои возможности. Оглянувшись в прошлое, всегда легко увидеть то, что мог, и не сделал, сколько совершил ошибок, где ленился, а где поспешил. Задним умом жить всегда легко. Конечно, каждый человек по-разному относится к своему прошлому. Некоторые живут себе, не думая ни о чем, как листочки на деревьях, дожидаясь своей осени. А многих людей прошлое терзает и не дает успокоиться. И не потому, что неправильно жил, обидел кого-то, обманул или растоптал чье-то человеческое достоинство, и даже не потому, что не понял, что это была она — твоя любовь, а ты спешил куда-то, думая: потом, потом...

Думаю, Ваши слезы, моя дорогая, оттого, что плачет Душа за Вас. Это невыплаканные слезы, и Вы ведь прекрасно знаете, отчего и почему. Можно и легко сказать, что это нервы. И все поймут, и Вы тоже подумаете: «Да... Это нервы». Пусть выплачется и очистится Ваша Душа, и как только это произойдет, Вы почувствуете, какая огромная тяжесть покинула Вас.

— В 6-й книге энергетические упражнения начинаются с восстановления форм и размеров Тонкого тела, а потом идет восстановление сердечно-сосудистой системы и восстановление Божественного энергетического канала. В книге «Заочное лечение» все как бы наоборот. Приеду домой, будут спрашивать люди, как работать? Вы пишете, что следует соблюдать очередность. Или со временем все немножечко меняется? И еще, можно ли дома делать вдох, поднимая плечи? Этого упражнения тоже нет в книгах.

Основной, базовой книгой энергетического лечения является книга «Заочное лечение». В ней описана методика проведения такого вида лечения. Но это не значит, что все остальные книги являются второстепенными. Ни в коем случае. Каждая из них является важнейшим дополнением в лечении той или иной системы. И никакого противоречия в них нет. Когда Вы вникнете в суть Учения, у Вас более не будет возникать подобных вопросов.

По поводу Вашего последнего вопроса относительно поднятия плеч во время вдоха, мой ответ, конечно же, положительный. Вполне естественно, что новые элементы в выполнении энергетических упражнений, которые появляются на лечебных сеансах, пока еще не отражены в книгах.

— При выполнении упражнений утром и вечером засыпаю, стоя на буклете, поэтому упражнения даются с трудом. Что делать?

Спать! Только, конечно же, не стоя на буклете. Если вы занимаетесь утром, то после сна проведите положенные энергетические процедуры. Если это вечером, то спите на здоровье всю ночь, а утром проведите процедуру встречи нового дня (помните из предыдущих книг о программе на предстоящий день, которую Вы сообщаете своему Ангелу?)

ЧАСТЬ 3. ЭНЕРГИЯ СОТВОРЕНИЯ И ЧЕЛОВЕК

ВЗАИМОДЕЙСТВИЕ С ЭНЕРГИЕЙ

— *Уважаемый Сергей Сергеевич! В книге «Энергия Сотворения. Слово о Докторе» Вы привели рассказ врача, которая с помощью буклета, в который она вкладывала истории болезни, помогала своим больным в их лечении. Она рассказывала о четырех случаях клинического излечения больных. Расскажите, пожалуйста, это — единичные случаи или нет, и насколько реальны подобные результаты в энергетическом лечении. И если можно, разъясните механизм такого воздействия. И второй вопрос. Возможно ли все-таки пусть не полное излечение, но хотя бы облегчение болей и страданий с помощью Энергии Сотворения без ведома больного и даже без его желания?*

Для того чтобы ответить на каждый из этих двух вопросов, необходимо написать две отдельных книги. И связано это с тем, что данная тема затрагивает фундаментальные основы Учения и уже давно требует своего освещения в новых книгах Учения. Но всему свое время, и эти книги выйдут в предназначенный для них час.

Человек — это закрытый для любого вторжения многомерный и многоярусный Мир. Да, его Плоть каждое мгновение земной жизни соприкасается с многочисленными «представителями» Физического Мира, начиная с невидимых для глаза триллионов и триллионов микрочастиц, многочисленных не воспринимаемых звуковым анализатором вибраций и звуков и заканчивая жесткими, осязаемыми и ощущаемыми, болезненными, приятными и неприятными и т. д. контактами. Все это вносит в жизнь человека ту полноту ощущений, без которых он был бы лишен возможности видеть и слышать этот Физический — реальный для него — Мир и без которых его жизнь, его пребывание на Земле были бы лишены всякого смысла.

Так вот, Плоть человека открыта для любого вторжения. Это единственное из десяти тел его Мира, которое менее всего защищено от окружающих воздействий и поэтому может быть легко разрушено и уничтожено любым представителем этого Физического Мира. И мы это прекрасно знаем, видим и имеем собственный опыт такого разрушения — я говорю о болезни. Ведь любой вирус, невидимый для глаза, может вторгнуться в организм и нанести такие поражения, что человек на всю оставшуюся жизнь может сделаться инвалидом...

Но оставим Плоть и вернемся к другим телам Мира человека. Так вот, все эти тела призваны оградить Плоть от любого вторжения, будучи при этом закрытыми от любых внешних воздействий (повторяюсь, ибо хочу, чтобы Вы это очень хорошо запомнили и уяснили). Таким образом, при здоровом состоянии всех тел Мира Человека, начиная с Тонкого и выше, удары, наносимые по Плотному телу, не могут вызвать в нем болезнь. (Конечно, кроме физического разрушения органа, группы органов, тканей и т. п.).

Таким образом, вся организация Мира человека предусматривает то, что только сам человек в состоянии или разрушить себя или хотя бы поддержать свое здоровье (я сейчас не говорю о более высокой — главной задаче, Главном Предназначении человека). Из этого следует, что ни один человек не способен помимо воли другого человека оказать на него какое-либо воздействие.

А Энергия Сотворения? Ее Поля входят в человека через его Ангела. Ангел обладает колоссальным влиянием на человека — Он его Хранитель. Он хранит его Тонкие тела от любого информационного вторжения полей любой степени сложности. Мы помним из Учения, что Мир каждого человека защищен системой Отражающего слоя, благодаря которому люди не могут проникать друг в друга и который ограждает и защищает людей от вторжения в их внутренний Мир. Иначе воцарился бы настоящий хаос, и уже в самом начале своего развития человеческая цивилизация погибла бы — люди невольно уничтожили бы друг друга, постоянно, ежесекундно вторгаясь в Миры других людей и разрушая себе подобных и себя. Но могут ли информационные поля, которые окружают Планету и все живое и «неживое», входить в Мир человека и оказывать на него как положительное, так и отрицательное влияние? Тоже нет! Они не могут просто так войти, потому что на их пути встает Ангел человека. Он, повторяю, хранит и оберегает Мир человека от входа информационных полей любой степени сложности.

Единственное, чего не может Ангел, — это оградить человека от его собственных мыслей и желаний, которые и являются самым страшным и главным оружием, приводящим к началу и развитию его болезни, а значит — к разрушению. Ангел «подвластен» человеку, если тот настойчив в своем желании, если он целеустремлен, если он понимает свой Мир и старается не разрушать его. И в то же время Ангел занимает позицию «стороннего наблюдателя», когда не понимает, чего человек хочет (оценивая хаос его мыслей и желаний), когда «видит», как впустую он тратит свою жизнь и... В ночи, во время сна, когда каждый человек получает «свою порцию» растраченной за день Энергии, Ангел дает ей «зеленый свет» и помогает человеку выздороветь, добиться поставленной цели и т. п*.

Из всего вышесказанного следует, что лечебный буклет и вызываемая им Энергия Сотворения не могут оказывать никакого воздействия на человека без его ведома. Поэтому вызванная и посланная Вами Энергия Сотворения не сможет вылечить больного человека без его ведома.

НО! Оказывается, что ни в одном вопросе нельзя быть категоричным. Ни в коем случае нельзя утверж-

---

* См. книги Учения. — *Примеч. ред.*

дать, что полученные и проверенные на практике знания абсолютны и другого быть не может. Да, мы постигаем Законы Живой Вселенной в процессе нашей практики прежде всего. Да, мы видим тенденции и делаем выводы. Но это не дает права никому, в том числе и мне, говорить, что мы уже достигли в этом вопросе некой вершины.

Так вот! Оказывается, что самую страшную и самую тяжелую болезнь могут вызвать совсем небольшие, совсем мизерные искажения внешней поверхности Отражающего слоя системы Тонкого тела. Более того, сегодня я могу сказать, что эти искажения имеют место при любой болезни. Что это нам дает и что это значит? Это значит, что мы можем, посылая Энергию больному человеку без его ведома, рассчитывать не только на какое-то облегчение его страданий, а даже на полное выздоровление в общепринятом смысле — если, повторяю, источник его беды лежит в искажении внешней поверхности системы Тонкого тела.

Это значит, что поместив историю болезни своего больного в лечебный буклет и оставив ее на ночь в таком положении, можно рассчитывать, по крайней мере, на хороший лечебный эффект. **НО! ПОВТОРЯЮ! Это возможно только тогда, когда источником болезни конкретного человека явилось информационное искажение внешней поверхности Отражающего слоя системы Тонкого тела!** После того как у больного, не знающего или не верящего в подобное лечение, наступило улучшение, необходимо убедить его продолжить энергетическое лечение. Потому что..., впрочем, пусть он начинает читать книги, пусть он начинает свой Путь.

А закончить ответ на данный вопрос хочу одним из примеров:

«Здравствуйте, дорогой Доктор Сергей Сергеевич! Да хранит Вас Господь! С декабря 2001 года мы, более 50-ти человек, благодаря Вашему новому пациенту и распространителю Вашего Учения... познакомились и стали читать Ваши Книги, применять буклет, «звездную водичку», делать зарядку. Результаты, как правило, положительные. Но один из ярких примеров Вашего заочного чудо-лечения нас всех поразил, чем и хочу с Вами поделиться. Больная жена брата, 1922 г. р., практически здоровая, энергичная, с 1999 года, как правило, раз в год заболевала неизвестной болезнью крови. Температура поднималась до 40°; теряла аппетит, худела, очень слабела. Болезнь длилась 1—1,5 месяца; после различных инъекций, приема лекарств больная медленно поправлялась. В декабре 2001 года болезнь повторилась в 3-й раз, но в уже более критической форме — t поднималась выше 40, все те же признаки, но худеть стала очень быстро — за месяц «спустила» 30 кг. Поместили в институт переливания крови, где по пункции определили лимфосаркому. Некоторые специалисты-врачи предвещали скорую кончину. Была назначена химиотерапия. Приняла один сеанс. После капельницы температура один день держалась 34, потом опять стала повышаться. На применение буклета и водички она категорически не соглашалась, говорила: «Я не верю в такое лечение». Но когда после приема капельницы температура стала опять резко повышаться, вопреки ее желанию я стала громко читать ей книгу «Преодоление старения», положила ей на грудь буклет, и с того дня (22.01.02) температура стала снижаться и практически не повышалась. Заряжала на буклете водичку, поила. Появился аппетит, она стала очень медленно поправляться.

В конце февраля ее выписали. Своими ногами она пошла в машину и с трудом, но поднялась в свою квартиру на 4-й этаж... Дома через 10 дней опять стала повышаться температура. В книге я прочла, как одна врач Вам писала о том, что положила буклет в историю болезни больного лимфосаркомой, и через 10 дней были хорошие результаты. Я отнесла буклет в больницу, где лежала эта женщина, врач согласилась положить буклет в историю болезни, там он пролежал 20 дней. С первых дней температура стала снижаться, самочувствие медленно улучшалось. После буклетолечения истории болезни сделали 5 инъекций... Температура больше не повышалась, больная стабильно пошла на поправку.

Когда через месяц после этого мы были на проверке, лечащий врач, глядя на свою пациентку, от удивления широко раскрыла глаза, развела руками. Сделали анализы, кровь чистая, паховые железы уменьшились во много раз. Больная набрала в весе, самочувствие улучшилось, свободно ходит по большой квартире и даже выходила в гости; делает легкую домашнюю работу, в душе благодарит Вас, хотя вслух ничего не говорит, но продолжает пить водичку и пользоваться буклетом. Ну, да Бог с ней. Главное — Вы победили!

О себе (1931 г.р.). С 1971 года в левой груди была киста, мучила бессонница. С октября 2001 года на соске левой груди (извините за подробность) появился в 2 мм то ли жировик желтый, то ли что и чесался... Беспокоило то обстоятельство, что стала чувствовать эту грудь, что там что-то происходит. С марта месяца регулярно прикладываю к этой груди буклет, пью водичку и в глаза капаю. В последнее время стала водичкой обмывать соски. Слава Богу и да хранит Вас Господь! Киста явно уменьшилась, «что-то» на соске исчезло, сосок почти не чешется. Грудь очень редко чувствую. Сон стал лучше.

У супруга (1928 г. р.) в 1989 году на левой руке на безымянном пальце была удачная операция контрактуры. А на правой руке с юношеских лет была подобная же контрактура менее выраженная, которая стала усиливаться в последние годы. В связи с увеличением физических нагрузок операцию сделать не можем. С 20 марта 2002 года стали на ночь делать компрессы водичкой. На наш взгляд, водичка помогает, отечность кистей рук уменьшилась. Шов от операции сглаживается. По всей вероятности, надо очень длительно так лечить. О результатах сообщим.

Хочу отметить, что я широко использую буклет от всех болей, в том числе и от хронического гастрита. И что интересно, когда прикладываю буклет (как правило, на ночь) туда, где болит, он как приклеивается.

Дорогой Доктор, дай Бог Вам здоровья. С глубоким уважением и почтением, Ваша больная. Низкий поклон Вам!»

14.05.02, г. Ереван

— *Уважаемый Сергей Сергеевич! Подскажите, пожалуйста, как можно вызвать Энергию Сотворения в транспорте, если это бывает необходимо, ведь провести процедуру открытия Божественного канала не всегда удобно на людях, а в автомашине поднять руки вверх почти невозможно.*

А зачем это делать? Какая в этом необходимость? Если Вы хотите пребывать в информационных потоках Энергии Сотворения в течение дня, Вы проводите утренний заочный сеанс, а затем с буклетом сдете на работу. Если есть желание выполнить во время поездки энергетические упражнения, то необходимо делать те, которые не предусматривают работу руками или ногами. Например, я советую своим пациентам в транспорте, в метро, проводить процедуру укрепления мышечного корсета промежности. Это очень хорошая процедура, к тому же она отвлекает и «отстраняет» человека от происходящего в транспорте, а главное — хорошо и эффективно лечит аденому и геморрой, выпадение влагалища и матки...

— Вначале, когда я только начала заниматься лечением, при контакте с Энергией Сотворения со мной такое происходило! Меня кружило, выкручивало, останавливало в самых причудливых позах, вытягивало...Со временем все это ушло. Теперь мои сеансы проходят спокойно. Хотя Энергию я чувствую, мне уютно, комфортно. Значит ли это, что я стала жить в ладу со своим Ангелом?

Встреча с Энергией Сотворения у каждого человека происходит по-разному, вызывая в том числе и разные ощущения. Это, действительно, очень яркое, трепетное, волнительное, захватывающее событие, которое наступает у одних с первых мгновений сеанса или чтения книги, у других — спустя недели и месяцы после начала заочного лечения. А у некоторых проходят годы, прежде чем появятся первые ощущения соприкосновения с Божественной Силой. Всему этому есть объяснение, и в одной из книг продолжения Учения я обязательно расскажу об этом.

Когда Вы приняли решение лечиться Полями Энергии Сотворения, энергетический потенциал системы Тонкого тела у Вас был не очень ослаблен. Кроме того, взаимоотношения с Ангелом у Вас тоже были не самые плохие — даже на четверку с минусом. Вот отчего с первых мгновений входа в Ваш Мир Полей Энергии Сотворения у Вас пошли такие удивительные реакции. Но они начались потому, что у Вас была почти закрыта основная артерия Божественного канала, в результате чего были большие проблемы с позвоночником, с суставами, в половой сфере и т. п. Как только энергетическая система и ее артерии восстановились, все эти выкручивания, вытягивания тела прекратились. Это — показатель хорошей динамики работы Энергии.

А вот теперь у Вас не менее, а более сложная задача — Путь Преображения, восстановления истинной внутренней гармонии. Ангел с Вами. Он ждет от Вас именно *этого*. И ориентиром на этом Пути для Вас должны стать уже не физические ощущения, а осознание себя как части огромного и удивительного Мира Живой Вселенной.

ОПЫТ ВЗАИМОДЕЙСТВИЯ ПАЦИЕНТА С ЭНЕРГИЕЙ СОТВОРЕНИЯ

— Дорогой Сергей Сергеевич! Приведите в своей следующей книге по Заочному лечению примеры взаимодействия пациента и Энергии Сотворения. Это не праздный интерес. Ведь мы все занимаемся, призываем Ее, и у каждого есть свой опыт, свои ощущения и, конечно же, результаты.

1000869; 9.09.1948 г.р.

«Здравствуйте, Сергей Сергеевич! Прошла 15 серий. Я продолжаю борьбу со своими болезнями, и с каждой новой серией они у меня уходят. Их оказалось так много. Утром я делаю энергетическую гимнастику, а вечером вхожу в основной сеанс, каждый день без перерыва. Как только я встаю на лечебный буклет, меня сразу начинает раскачивать во все стороны, вправо, влево. Тело делает круговые движения. Иногда я плачу или смеюсь. Люблю, очень люблю входить в основной сеанс. Энергия Сотворения просто со мной делает чудеса: голова совершает круговые движения, вперед и назад; вытягивает шею, открывает и закрывает рот, поднимает кисти рук и вытягивает пальчики, выгибает поясницу, вытягивает вперед плечи и голову, делает сильные и резкие движения головы вправо, влево. Однажды мне было сказано: «Энергия будет с тобой всегда». Я задаю вопросы и получаю ответы. Я спросила: «Кто ты?» И получила ответ: «Я — твой Ангел».

Меня называют «милой девочкой», а я плачу от этой любви ко мне. Во время сеанса моя душа плачет и смеется, разговаривает и стонет. Сергей Сергеевич! Милый Доктор, я многого не понимаю, а хочу понять. Ваши книги я постоянно все перечитываю. Я чувствую любовь и поддержку, и я хочу пройти свой путь.

У меня многое прошло: боли в сердце, головокружения, не болит рука; появилось тепло в руках и ногах, нет кровоточивости десен, не болит при ходьбе левая нога и т. д. А тело мое становится упругим, груди стали такие хорошие, я их чувствую, а раньше были, как два прыщика. Я поправилась и очень рада. Мой вес был 44, а стал 48 кг. Фигура стройная, хорошая.

Я каждый день благодарю Господа, что Он привел меня в наш Храм. С уважением.»

10.04.2002, г. Санкт-Петербург

1010317; 05.1946 г. р.

«Уважаемый Сергей Сергеевич! Во время эндоскопического обследования мочевого пузыря у меня было обнаружено образование округлой формы 1–1,5 см. Сразу же после обнаружения я начал усиленно проводить заочное лечение, пытаясь усилить энергетическое воздействие на мочевой пузырь: дольше удерживал Энергию в зоне «чаши Плоти», направлял дополнительную Энергию по аналогии с воздействием на желудочно-кишечный тракт и печень во время энергетических упражнений, ночью укладывал буклеты на зоны «чаши Плоти и Внутренней Защиты». Проведенная перед госпитализацией компьютерная томография патологии уже не показала. В дальнейшем, уже в больнице, это образование не было обнаружено ни цистоскопией, ни эндоскопическим исследованием. Гистология образцов, взятых из мочевого пузыря и предстательной железы, онкологии не показала.»

21.08.2002, г. Санкт-Петербург

A-019874; 16.06.1960 г. р.

«Здравствуйте, дорогой Сергей Сергеевич! Книги Ваши я прочитала в конце января и тогда же попробовала принять первый заочный сеанс. Ощущения ошеломили меня настолько, что я испугалась. На меня накатила такая тяжесть, что я не могла пошевелить руками и ногами. Не могла открыть глаза. Казалось, мои ноги прикованы к буклету (я использовала буклет из книги). Глаза удалось открыть с большим усилием. После этого я не сразу решилась на 2-й сеанс, но все-таки решилась. Ощущения опять были удивительные — по мне катались упругие волны, и казалось, что в меня заглядывают чьи-то внимательные глаза. Я их видела как бы «внутренним» зрением.

Я использовала витафон при головокружении — он мне немного помогал. Под матрац я положила буклет одной из книг. И вдруг я почувствовала, как у меня встал на место позвонок в поясничном отделе. Стала пить воду и носить буклет на животе. С недавнего времени почувствовала, что не беспокоит больше пульсирующая боль в районе левого яичника, перестала чувствовать свой мочевой пузырь, прошли головные боли. Я о них практически забыла, а ведь раньше редкую неделю обходилась без спазмалгона. Стала ровной спина (у меня с детства нарушение осанки — «круглая» спина, по выражению хирурга, к которому я несколько лет ходила на мануальную терапию). Еще подвижки — практически исчезли мозоли, очистились пятки, перестали мерзнуть ноги, стало лучше зрение.

Еще интересное ощущение Энергии Сотворения. Однажды я принимала сеанс (я могу это делать в любое время) и почувствовала, что у меня во рту катается шарик. Казалось, что щеки оттопыриваются в разные стороны. После этой пробежки шарика у меня перестала болеть десна справа — застарелый периодонтит.

Еще интересное ощущение: во время одного из сеансов почувствовала, что Энергия движется вокруг желудка очень мягко по спирали, начиная снизу и постепенно продвигаясь вверх к пищеводу. Потом болезненное ощущение потягивания — у меня подтянулся желудок. Вибрации ощущаю постоянно и разные. Когда засыпаю, чувствую вибрацию, как от работы маленького моторчика. Однажды было ощущение, что в меня просто вкачали энергию (меня даже подкинуло на кровати).

Когда обращаюсь с молитвой к Господу, подняв руки вверх, то они раскачиваются, как 2 антенны, и от ладоней идет жаркая волна вниз. Когда обращаюсь к Ангелу, то меня раскачивает взад и вперед. Когда делаю «энергетический зонтик», то руки, закрытые в кольцо над головой, вращаются по спирали.

Недавно где-то подхватила опоясывающий лишай. Болезнь прошла стремительно, в 3 дня. 1-й день «ломало» суставы — прикладывала буклет везде; вечером сыпь над грудью, под грудью, на животе и вокруг спины — спасалась водой и «завираксом»; утром — остаток сыпи; на следующий день — зуд легкий и никаких следов. И никто из людей, контактировавших со мной, не заболел, Слава Богу!

Теперь о действии буклета: у моей мамы неделю непрерывно болел желудок. Она «сидела» на рисовых отварах. Я ей привязала буклет на живот, заставила пить воду и читать книгу о болезнях желудка. Уже через час ей стало легче, а вечером она о боли и думать забыла.»

08.2002, Ленинградская область

А-019960; 29.11.1962 г. р.

«Здравствуйте, дорогой Сергей Сергеевич! 8 июня я пришла домой после сеанса, переоделась, стала заниматься приготовлением обеда и вдруг почувствовала, а вернее, увидела Вас; села на стул, и меня просто «вдавило» в него; закрыла глаза, руки сами сомкнулись в шар и легли на ноги. Вначале я просто «купалась» в Энергии, потом появилось тепло в области поясницы, пощипывание кончика языка, далее появились ощущения в области головы. Я видела свой головной мозг. При этом все, что происходило в квартире, меня совершенно не беспокоило, меня просто там не было, только физическое присутствие. Тепло в области позвоночника стало подниматься вверх; где-то в районе лопаток был сильный жар, как будто стоит горчичник; в руках — плотный шар Энергии, лежащий на ногах в области чаши Плоти. Так я «просидела» минут 30—40, как мне показалось. Затем я очень медленно стала выходить из этого состояния, появилась головная боль, а затем необычная легкость, прекрасное настроение. *Дорогой Доктор, объясните, пожалуйста, должна ли я после таких заочных сеансов — по инициативе моего Ангела — проводить процедуру выхода из заочного сеанса, если я не проводила процедуру входа в сеанс (не смогла, меня просто придавило Энергией)?»*

10.06.2002, г. Смоленск

Да, дорогая моя. Только это уже будет не процедура выхода из заочного сеанса. Это — проявление Вашей благодарности Ангелу за Его любовь к Вам и понимание. Если это происходит дома — поблагодарите Его вслух. Если это случилось на работе или, как очень редко бывает, в транспорте — поблагодарите Его про себя, тихонечко, с любовью.

ЦЕЛИТЕЛЬНЫЙ БУКЛЕТ

— Сколько времени можно пользоваться буклетом, то есть сколько времени он остается целительным?

Ровно столько, сколько Вам удается сохранить его физическую целостность.

— Нужно ли онкологическим больным снимать буклет с орбитальной зоны во время очных или за-

очных сеансов, а также во время проведения энер-гетических упражнений?

Да, нужно и обязательно, в том числе и для того, чтобы дать буклету отдохнуть. Но помните, что при проведении энергетических упражнений любой дру-гой лечебный буклет должен быть под ногами.

— Мы с дочкой спим на одной кровати. Подо мной 3 буклета и под ней 3. Всего получается 6 — четное количество. Они же, наверное, все действу-ют на нас?

На Вас действуют именно три Ваших буклета. На-поминаю, что как только Вы принимаете для себя бук-лет в качестве лечебного — целительного —источни-ка, он «настраивается» на Ваш Мир, то есть становится исключительно Вашим. Из книг Учения Вы, надеюсь, помните, что Мир каждого человека отделен от Мира другого очень сложной, многогранной системой Отра-жающего слоя. Вот отчего проникновения Мира од-ного человека в Мир другого быть просто не может. Это относится и к буклетам.

— Не внесет ли изменений — искажений — в це-лительные свойства книг и буклетов просвечива-ние в турникетах во время досмотра в аэропор-ту?

Конечно же, нет, моя дорогая! Вы все еще не пони-маете, что буклет вызывает не физическую, привыч-ную для нас, Энергию. Энергия буклета и книг — не материальна. Это совершенно другой, отличный от Физического Мира источник, поэтому никаких иска-жений целительных свойств ни книг, ни буклетов ни одна энергия Физического Мира вызвать не может.

— Нужно ли менять индивидуальный буклет старого образца на новый?

Можно, но зачем? Индивидуальные буклеты старого образца, если они не испорчены, не изорваны, работают замечательно. Но напоминаю, что индивидуальные буклеты имеют лишь мои постоянные очные пациенты. Это объясняется тем, что индивидуальное насыщение буклета происходит только в лечебных залах, и во время этого Действа буклет запоминает то состояние Вашего организма, в котором Вы находитесь на данный конкретный момент времени. И дома, в процессе заочного лечения, Ангел осуществляет лечение Вашего организма в соответствии с той информацией, которая заключена в буклете. Но в процессе дальнейшего лечения состояние Вашего организма меняется, Вы постепенно выздоравливаете, и соответственно и буклет должен обновляться. Но у заочных пациентов, даже если они бывают на сеансах один-два раза в год, своевременного обновления буклета не происходит. А посему и индивидуальный буклет заводить им бессмысленно.

— О нечетном количестве буклетов под матрацем я, конечно, знаю. Но дело в том, что иногда необходим еще 1 буклет, например, при головной боли, боли в спине и т. п. Но тогда получается уже четное количество. И чтобы сохранить нечетность, я кладу еще 1 буклет под подушку. Правильно ли я поступаю?

Правильно. Почему необходимо нечетное количество буклетов? Да потому, что именно нечетное их количество создает определенную энергетическую форму пространства, в центре которого находитесь Вы. От этого лечение идет еще более эффективно. Если во время процедуры заочного лечения у Вас заболела голова или спина, или это произошло во время сна, Вам лучше вызвать своего Ангела и попросить Его снять боль. (Читайте книгу «Заочное лечение»). Но это вовсе не значит, что при этом нельзя пользоваться одним из буклетов для снятия боли, положив под матрац для соблюдения «нечетности» еще один лечебный буклет.

— У меня лимфостаз (слоновость) левой ноги. Болезнь прогрессирует (нога, как у слона). Привязала буклет на ночь. Утром, где был буклет, — краснота, нога горячая и покрыта бугристыми бордовыми пятнами; к вечеру все прошло. Привязала на следующую ночь — все повторилось. Температуры не было, все быстро проходит, как будто буклет вызывает рожистое воспаление. Нужно ли привязывать буклет и что делать?

Необходимо продолжать активное заочное лечение с использованием лечебных буклетов и не прерывать его. Буклет не может вызывать болезнь — это исключено, эти мысли возникают у Вас от непонимания. Буклет может «вытянуть» болезнь в виде вот такой местной реакции. Когда это происходит, необходимо снять буклет и промыть это место лечебной водой. У Вас лимфостаз — то есть лимфа не идет по лимфатическим сосудам, в результате чего повышается концентрация тканевой жидкости, возникает отек тканей. Для того чтобы освободить ткани, необходимо один буклет все время носить на пояснице, второй держать в низу живота — на чаше Плоти и месте образования нижней полой вены; третьим буклетом необходимо обернуть ногу выше места отека.

— Где нужно носить буклет, если у меня рассеянный склероз?

Рассеянный склероз — это заболевание всего организма, а не какого-то отдельно взятого органа или системы органов. В связи с этим и лечить необходимо весь организм, применяя комплексную программу заочного лечения. А буклет периодически следует носить на Орбитальной чаше, на чаше Внутренней Защиты, на пояснице.

— У сына слабое зрение. У него заболели глаза. Я, желая ему помочь, положила на глаза буклет. Через минуту он вскрикнул и убрал буклет, сказал, что что-то стрельнуло в глаз. Я теперь очень переживаю, что что-то, наверное, сделала не так. Сын улыбается и говорит, что все в порядке. Пожалуйста, скажите, почему так получилось?

Возникла местная диагностическая реакция на приход Энергии, вызванной лечебным буклетом. Переживать не надо, надо продолжать лечение, и сын станет здоровым.

— Можно ли буклет заламинировать?

В принципе можно. Но я рекомендую буклет вкладывать в тонкую прозрачную целлофановую папочку.

— В бардачке моей машины лежит буклет, кроме того, в сумочке у меня тоже буклет. Нет ли нарушения, так как количество буклетов четное?

Нет. Ибо один буклет окутывает вызываемыми им Полями Энергии Сотворения машину, а другой буклет хранит Вас.

— Можно ли буклет сложить пополам Вашим портретом наружу, то есть вдвое, вложить в пакет из плотной бумаги и в таком виде носить постоянно? В таком виде он не мнется и не трескается, но не ухудшаются ли при этом его целительные свойства?

Нет, так делать не следует. Дело в том, что Энергия может быть вызвана буклетом, обладающим строго определенной площадью и размерами. Мне очень хотелось бы сделать буклеты различных форм и размеров для удобства применения, но есть законы, нарушив которые потеряешь все и не достигнешь ничего.

— Мы с мужем ежедневно носим на пояснице буклеты и снимаем только на ночь. Это не только вошло в привычку, но стало потребностью. Без буклета чувствуешь себя неуверенным, незащищенным. Правильно ли мы поступаем?

Правильно.

— Однажды, открыв буклет, увидела огненный небольшой шар. Испугалась и закрыла буклет. Временно не пользовалась им. Открыла его через несколько дней, хотела положить под подушку на ночь, и опять вылетел желтый луч. Как объяснить это явление и можно ли пользоваться буклетом?

Я знаю очень много случаев, когда вызываемая буклетом Энергия Сотворения проявляет себя — визуализируется. В данном случае она появилась в виде небольшого шара. Ничего в этом удивительного, и уж тем более страшного, нет. Более того, если после Вашего испуга Энергия все-таки по-прежнему проявляет себя, Вы можете через своего Ангела вступить с ней в контакт — разговор. Вы можете, допустим, попросить показать Вам какой-то отрезок Вашей прошлой жизни, и шар, став экраном, покажет Вам это. Да, это невероятно, но это реальность, и не в таком уж далеком будущем я расскажу вам и об этом. Вы можете попросить подсказать Вам, как поступить в той или иной ситуации, и на этом экране Вы увидите... Шар может показать Вам Вашу болезнь и помочь Вам, даже проведя операцию. В общем, не бойтесь...

ПРИМЕРЫ «РАБОТЫ» БУКЛЕТА

Лечебный буклет

Вх. 3940 от 28.11.2001; 7.01.1942 г.р.

«Сергей Сергеевич! Отдельно опишу впечатления от работы с буклетами. Месяц я работала с буклетами, вырезанными из книг. Причем один сразу положила под спину дочери, и она сказала, что ей «жгло» всю ночь. Себе я положила три буклета. Впечатление такое, что лучше засыпаю — без снотворного; лучше сплю, лучше отдыхаю — больше сил. За этот месяц у меня ушла изжога — ни одного приступа, и ушли судороги ног. Один буклет я положила под спину внучки, у нее аденоиды с воспалением 4-й степени, за месяц воспаление стало 2-й степени, но, правда, операцию не отменили. Мой брат, 65-ти лет, пенсионер, работает, всегда очень усталый, измученный. Я ему купила 8 книг, он вырезал буклеты — 7 положил под спину, на один ставит воду... Он говорит, что заметно прибавилось сил, просто помолодел на 10 лет...

Сергей Сергеевич! Дай Вам Господи сил. Благодарю безмерно, упование Вы наше!»

г. Москва

*Вх. 6968 от 24.05.02; 26.12.1943 г.р.,
медсестра.*

«...Во время гололеда, упав, подвернула правую ногу — растяжение связок. Боли сильные, на ногу не наступить, при шевелении пальцев стопы — адские боли с отдачей в коленный сустав. 3-мя буклетами обернула ногу на ночь, было сильное жжение, как будто нога горела в костре. Молилась, обращалась к Сергею Сергеевичу. На следующий день утром — легкая боль, слегка хромаю, но уже к 16.00 боли прошли, как и не было ничего. Ушиб был 14.01. в 19.00, все окончательно прошло 15.01. к 16.00.

А вот случай, не касающийся заболевания. 26-го августа 2001 года в Италии на рынке я оставила сумку с документами, деньгами — одним словом, все, что касалось всех документов о моем пребывании в этой стране и в Англии. Там же находилось две Ваших книги и 5 буклетов. Со мной был просто сначала шок. Сделали заявление в полицию. Но я, придя в себя, начала молиться Господу Богу, просить Вас, Сергей Сергеевич, помочь мне вернуть только паспорт и больше ничего. Случилось это в 12 часов 30 минут, а уже к 22-м часам 30-ти минутам сумку вернули, и все, что в ней было — тоже ничего не тронули. И вернул человек, тот, который взял ее, он к этому времени был уже далеко от нашего города (примерно 2 часа езды машиной). Это было просто чудо для всех, даже для полиции. В полиции сказали так: «Это впервые случается в Италии, когда все возвращают те, кто «взял». Я потом служила, вернее, заказала благодарственный молебен доктору Сергею Сергеевичу.»

г. Москва

1016385; 27.11.1950 г. р.

«...напишу о буклете. Несмотря на то, что дочь много лет спит на буклетах и у меня под подушкой постоянно лежит один, у меня как-то не получалось ни боль снять, ни собаку вылечить. Недавно я сильно простудилась, промерзла на улице. Проснулась с тяжелой головой, больным горлом и насморком. Состояние ужасное, настроение отвратительное. Оставшись одна в квартире, я вдруг почему-то подумала о буклете. Положила его сверху на голову и приколола заколкой к волосам. Так и ходила, и еще все время пить хотелось, пила воду, заряженную на сеансе. Проходила с буклетом на голове часа полтора. За это время в голове прояснилось, тяжесть ушла, о горле просто забыла, хотя воду пила не теплую, а комнатной температуры; насморк тоже куда-то делся. Перед сном положила под подушку носовой платок на всякий случай, а утром убрала его в шкаф чистым. Насморк исчез, как будто его и не было. Почему-то в этот раз, когда я решила полечить себя буклетом, я была уверена, что все получится, хотя до этого буклет не помогал.»

Почему буклет не помогал этой пациентке и почему помог сейчас и будет помогать в дальнейшем? Ответ дает она сама в начале своей исповеди:

«Уважаемый Сергей Сергеевич! Седьмой год я вместе с Вами, седьмой год лечусь, учусь — за плечами 24 серии... Дорогой доктор, на 8-м сеансе прошлой серии я сделала для себя одно открытие. Вы это давно знаете, да и я тоже, а вот поняла я совсем недавно. Вы постоянно говорите: «Не мешай себе». Раньше я все время отмахивалась от этих слов. «Ну что за ерунда, как можно себе мешать?» — думала я. И вдруг в какой-то момент поняла, что именно это и делаю. За эти годы я столько видела и слышала примеров выздоровления, что не верить Вам не могла, но в глубине души жила уверенность, что со мной этого не случится, что я никогда не избавлюсь от своих болезней. И не избавлялась, ведь я же не верила самой себе. Осознав это однажды, я сказала себе: «Стоп! Перестань надеяться на худшее. Если веришь доктору, должна поверить и себе». Теперь я хожу на сеансы совсем с другим настроением. Я не говорю себе, что завтра все пройдет, я просто верю, что когда-нибудь это обязательно случится.»

20.02.2002, г. Санкт-Петербург

А-019846; 5.12.1922 г. р.

«Чудо действия буклета я уже испытала на себе. На даче перегнулась, чтобы набрать ведро воды в копанке для полива. В этот момент у меня в животе в районе солнечного сплетения что-то лопнуло, или сдвинулось, или переместилось, и сильная боль переместилась вверх, я не могла разогнуться. Дома я привязала буклет к этому месту и легла. Я почувствовала такое тепло под буклетом, будто я сижу возле костра, и жар пылающего костра согревает мне это место. После ночи от боли не осталось и следа. Второй раз буклет остановил мне головную боль. Когда я к сильно болевшей голове приложила буклет, то сначала во мне все замерло, потом в ушах появилось какое-то шевеление, затем бросило в пот, и через час боль исчезла.»

30.05.2002, г. Азов, Ростовская область

А-019977 3.01.1961 г. р.

«Здравствуйте, дорогой Сергей Сергеевич!... У меня разболелся голеностоп правой ноги. На ногу не ступить. Да что же это такое, думаю, опять в доме таблетки нет. Встал на буклет, читаю книгу о болезнях позвоночника и суставов. Через час сильная боль сместилась к пальцам ног, которые меня не беспокоили, и куда-то ушла. Я встал, пошел, побежал, затанцевал. Мои обалдели! Только что прыгал до туалета на одной ноге, и вдруг такое. Тут я понял, что мало посещать Ваши сеансы, надо и самому работать.

С уважением.»

10.04.2002, п. Колтуши, Ленинградская обл.

Буклет и урожай

1013603; 24.09.1932 г. р.

«Здравствуйте, дорогой Сергей Сергеевич!.. А теперь хочется похвастаться своим урожаем в теплице. Действие буклета ошеломляющее! Успехи громадные. В теплицу посадила всего понемногу: и помидоры разных сортов, и перец, и огурцы, и укроп, и еще рассаду подрастила (разную зелень). Основное — помидоры. Посадила их, как всегда, в шахматном порядке, свободно. Начали расти, полила 2 раза их травяным настоем. А потом начался такой бурный рост, что я даже растерялась. Скоро моя теплица превратилась в джунгли: ввысь и в ширину все разрослось, темень стала. Общипала — не разрядилось, стала вытаскивать из теплицы уже громадные растения, посадила их в открытый грунт (почти половину), а остальные связала по стеблю, как носят елки в Новый год. Стало светло, и пошли плодоносить помидоры. Урожай чудесный, никакой подкормки! Вдоль всего стебля так красиво были увешаны помидоры! Очень хотелось сфотографировать, но не удалось. Такого урожая у меня еще не было. Особенно буйство роста наблюдалось непосредственно рядом с буклетом. Мои ребята (сын и невестка, не верящие ничему) спрашивают: «Чем ты их поливаешь, и почему они такие «жирные», большие, хорошие?» А я говорю: «Вот не верите, а это все от буклета». Смотрю, они теперь замолчали и уже не смеются над чудодействующим явлением. «Может быть, и в вашу теплицу буклет повесить?» — спрашиваю. «Повесь!» — говорят. Поверили в силу буклета! Вешать буклет я уже не стала им, посчитала, что поздно. В общем, моя теплица с буклетом дала мне исключительный урожай. И огурцы-«зозули» меня очень порадовали, а укроп, особенно около буклета, был очень толстый, «жирный» и высокий.

Большое спасибо Вам, Сергей Сергеевич, за Ваши необыкновенные чудодействующие силы и в лечении, и в изготовлении буклета, с которым я теперь никогда не расстаюсь (я даже вижу часто его свечение под одеялом).

С благодарностью.»

08.2002, г. Павловск

1018747; 9.03.1942 г. р.

«...Насчет буклетов. Силу их я увидела на дачном участке. Положила буклет в парничок, и на удивление всем у нас был хороший урожай помидоров, перцев (10 кустов помидоров и 5 кустов перцев). На удивление соседям.

Новые буклеты очень красивые, купила и мужу, может, и он будет посещать Ваши сеансы, пока присматривается ко мне. С уважением.»

21.12.2001, г. Санкт-Петербург

Буклет и животные

Вх. 3108 от 21.07.01; 8.09.1936 г.р.

«19 апреля заболела единственная родная душа — кошка (воспаление мочевого пузыря, кровь в моче...) Я, конечно, лечила кошку и заряженной водичкой, и буклетом, и мысленно дважды в день помещала ей в мочевые пути шар Энергии минут на 5. Все видимые явления болезни прошли довольно быстро, но дней через 10 от начала лечения у нее сильно набухли молочные железы, и она стала кричать дурным голосом, подбегая к двери и подзывая Васю, как перед течкой (кошка домашняя, очень спокойная, безмолвная, течка бывает только 3 раза зимой, ей 3 года). Тогда я убрала все буклеты в дальнюю комнату, перестала поить водой и «давать» энергию. В течение 2-х месяцев она была беспокойна, временами призывно кричала, железы пришли в норму недели через две. Дважды была внеочередная течка (неужели и я буду звать Васю, когда вылечусь? Не хотелось бы...) Все это время я очень тревожилась, и сейчас уношу буклеты в другую комнату. А она иногда покрикивает. Извините, Сергей Сергеевич, но так много пишу о ней, потому что ее здоровье — это мое здоровье. Я очень тревожная по натуре. Когда она здорова — у меня хорошее, ровное настроение.»

г. Владимир

1019794; 18.08.1940 г. р.

«Здравствуйте, дорогой Сергей Сергеевич! Не могу не рассказать о чуде, которое произошло. У нас есть собака — спаниель. Она заболела — опухоль с кулак на животе, она стала плохо ходить, зад опустился, голову понурила. Дочь возила в ветеринарную лечебницу. Сказали, что оперировать бесполезно — уже поздно, и она не выживет. И я положила под нее буклет и стала поить заряженной водицей. И что Вы думаете? Она поправилась. Опухоль уменьшилась. Собака бегает веселая, как и не болела, а то собирались хоронить. Нет слов благодарности.»

10.04.2002, г. Санкт-Петербург

Вх. 9212 от 08.08.02; 12.06.1938 г.р.

«Хочу описать интересный случай с пчелами. Прошлый год их было 16 семей, весной в живых осталось 8 штук — одних мыши съели, а две матки пропали. Но так как рука болит, и я уже неспособен рой снимать с деревьев, я решил не заниматься ими... И вот на моей пасеке стояли 2 пустых улья, а в них — по 3 пустых рамки (по краям только немного вощины). Ульи были не чищены. Меня не было дней 7 на пасеке. И вот... Прихожу на пасеку и вижу (да, я раньше, по совету сестры, побрызгал водой, насыщенной на буклете), как выходит рой из улья, у меня на глазах поднимается метров на 50 в высоту, делает разворот, опускается вниз, делает поворот вокруг меня и еще делает два поворота и залетает в пустой улей. Подхожу и вижу — пчелы на летке машут крыльями — проветривают. Это значит, что там матка. Через некоторое время второй рой залетел в другой улей. Здесь, обходя ульи, я заметил, что в другом улье пчелы проветривают леток. Мой вывод: я поверил, что нами управляют, и кто-то (типа Ангела) мне показал, как действует водичка на пчел. Могу сказать, что мой отец был колхозным пчеловодом, держали пчел брат и две сестры, но случая такого я не знаю... Но мед я раздаю направо и налево: племянникам, сестрам, у кого много детей и купить не могут; бесплатно отдал одной семье 3-литровую банку, другой — две 3-литровых банки... Поклон Вам.»

Вх. 9787 от 17.09.02; 3.07.1940 г.р.

«Здравствуйте, дорогой, уважаемый Сергей Сергеевич!... В Ваших книгах заочники и очники делятся своими испытаниями водички и буклетов. И я тоже хочу написать о своих достижениях. Мы по весне купили 9 кур, и они плохо неслись. Я вспомнила, что буклетом можно все исправить. Я повесила в курятнике буклет, и что Вы думаете, куры занеслись все дружно, а одна несла 2-желтковые огромные яйца, а вторая, мы ее прозвали «гадким утенком», неслась 2 раза в сутки. Вот какой прогресс.

Потом повесила буклет в теплице, урожай был чудесный, закатали 50 банок огурцов и до сих пор едим свежие, а у всех соседей давно уже плети погибли...

Потом со мной приключилось ЧП. Я отрубила топором на левой руке большой палец до кости (рубила траву курям)*. Кровь хлестала, как из барана. Вокруг ни души, помочь некому. Я побежала в дом, намочила какую-то тряпицу энергетической водой, и уже где-то через 5 минут кровь остановилась. Промыла еще раз водой, засыпала рану стрептоцидом и забинтовала. Когда все вернулись, то были в шоке и быстрее отвезли меня домой. В больницу не обращалась, противостолбнячную сыворотку не делала (вот уж медик называется), а дома без конца мочила палец водичкой, засыпала стрептоцидом, на ночь положила на буклет, болей не было. Палец через неделю прирос и зажил, только ноготь слез, теперь растет новый. Где это видано

---

* Полностью сохранен «авторский стиль» письма. — *Примеч. ред.*

было, чтобы в хирургии так быстро, без гноя заживили такую рану (а топор был грязный)?...

Другой случай вообще был из ряда вон выходящим. Дома мариновала грибы, плюхнула их в кастрюлю с кипятком, а оттуда кипяток со страшной силой мне в лицо. Господь уберег меня, я чудом успела закрыть глаза и спасла их. А вот веки, лоб, нос, щеки горели огнем. Я тут же стала прикладывать марлю, намоченную заряженной водичкой, и через 10 минут у меня прекратилось жжение, пузыри не соскочили. А вот утром был сильный отек век и лица и небольшие пузырьки на веках и носу, которые я мочила водичкой, и через 3 дня все сошло бесследно. Ну не чудо ли это?! Муж сильно за меня переживал и говорил: «Ну, нельзя тебя оставить одну, как маленького ребенка, обязательно напроказничаешь...»

Хабаровский край, г. Амурск

Буклет-хранитель

Номер истории болезни отсутствует

«Здравствуйте, Сергей Сергеевич! Хочу рассказать о силе буклета. Вчера я и мой будущий муж попали в аварию. Мы были невиноваты, но машина превратилась в груду железа. Было 2 сильнейших удара. Когда я немного пришла в себя, то увидела, что буклет вылетел из бардачка на заднее сидение. Буклет упал фотографиями вверх. Машина восстановлению не подлежит. У моего будущего мужа перелом большого пальца левой ноги, а у меня легкое сотрясение мозга и довольно сильно болит спина. Если бы буклета не было в машине, то мы вряд ли остались бы живы. Врачи из «скорой» удивлялись, как мы еще живы. Спасибо Вам и нашему буклету.»

3.06.2002, г. Санкт-Петербург

1009120; 5.12.1932 г.р.

«...Моему сыну 40 лет, он инвалид 2-й гр. без права работы. Я ему подарила все книги Ваши, он все прочел, стал чувствовать энергию; буклет и фотография доктора всегда при нем. А так как пенсия всего 900 рублей, то ему приходится подрабатывать извозом, поэтому всегда старается посмотреть, как с энергией, и если он не чувствует объема энергии, то в машину не садится и никуда не едет. Однажды к нему в машину сели бандиты, было страшно, но через какое-то время они увидели в кармане кресла буклет, прочли, положили на место, притихли, даже расплатились, чего он не ожидал.»

12.04.2002, г. Санкт-Петербург

1014742; 13.01.1940 г. р.

«Добрый вечер, дорогой Сергей Сергеевич!... Большое спасибо нашему буклету. Я чудом осталась жива, как раз в день смерти мужа. Машина мчалась на меня, женщину и мальчика с такой бешеной скоростью по Таллинскому шоссе (мы шли по переходу), что я поняла — это конец! Мысленно простилась с детьми и... вдруг (я очень хорошо помню, как Вы с Антониной Константиновной ехали на машине на Украину...и что было дальше). И тут произошло то же самое. Машину буквально по воздуху пронесло перед нами. Она не остановилась и понеслась дальше. Женщина была белее простыни, а у меня задрожали колени. После этого я 3 км до самой дачи не могла прийти в себя. До сих пор, когда я вспоминаю это, меня бросает в жар. Я только и смогла в тот момент сказать, когда поняла, что осталась жива: «Спасибо, Сергей Сергеевич!» Буклет всегда со мной. Сергей Сергеевич! Я так благодарна Вам, нашему Храму за то, что в наш жестокий век, когда так трудно оставаться Человеком, у меня ушло так много болячек.»

13.06.2002, г. Санкт-Петербург

1015872; 3.04.1965 г. р. (врач).

«Считаю, что буклет в автомобиле спасает жизнь в любых непредвиденных ситуациях на дороге. Нашу старую машину никто на протяжении 3-х лет не смог ни открыть, ни обворовать благодаря нахождению в ней буклета. Муж раз 15 забывал закрывать дверь машины в самых разных районах города. Всегда обходилось, даже ночью. При использовании буклетов моей знакомой — у ее 10-летнего ребенка произошло полное самоизлечение аномального прикуса, подлежащего ортодонтическому лечению, — снят с учета через 6 месяцев. (Мама читала и верила Вашим книгам, а буклет был ночью под подушкой у ребенка).»

21.08.2002, г. Санкт-Петербург

А-019867; 17.08.1936 г. р.

«...27 июля я ехала в больницу проведать жену моего дяди в Вашем городе. Я знала, что Санкт-Петербург — город очень криминальный, но никогда днем не встречалась с ворами. Да и дома Бог миловал. Троллейбус набит людьми, и как-то невдомек, что вор рядом. А сумка у меня с застежкой, двумя замками. И вдруг «КТО-ТО» говорит: «Посмотри!» Смотрю, а рука вора уже в отделении, где лежал кошелек со всеми моими бумажками.

Как он открыл, уму непостижимо. Я, конечно: «Покажи, что взял!» Вижу — кошелек и футляры с очками на месте. Отлегло. В этом отделении лежит первая книга с буклетом, та, которую я купила 17 ноября 2001 года. Как я Вас, дорогой Сергей Сергеевич, благодарила, Богу только ведомо. Вообще с 11 декабря 2001 года Вы — член нашего дома. Спасибо за все.»

1.08.2002, г. Минск

Буклет-спаситель

1011745; 10.03.1939 г. р.

«Здравствуйте, любимый Доктор!... Вчера ко мне пришла знакомая и сообщила мне с радостью, что ожила рыбка в аквариуме после того, как она подложила под аквариум буклет. Нет слов в голове, чтобы объяснить и выразить наше восхищение. С любовью к Вам.»

03.2002, г. Санкт-Петербург

1015965; 02.05.1974 г. р.

«Здравствуйте, уважаемый Сергей Сергеевич! Спасибо огромное за здоровье и знания! Посещаю сеансы с 1998 года. Полностью ушел хронический пиелонефрит — почки здоровы; была увеличена щитовидная железа — сейчас в норме; полностью ушли боли в позвоночнике; анализы крови и мочи хорошие, нет болей в сердце, улучшилось зрение; стала спокойнее, не раздражаюсь и меньше нервничаю. Но я сейчас не об этом.

Очень хочется написать, как буклет помог мне в опасной ситуации. Я училась в Германии этой весной — изучала немецкий язык. Сейчас говорю свободно, понимаю. Я очень люблю Германию. Но «больные» мужчины есть везде. Один «охламон» захотел меня изнасиловать. Я его не любила и, естественно, не собиралась с ним спать. Когда настал ужасный момент, я открыла буклет и начала молиться. Он меня не тронул! Я благодарна Господу за любовь ко мне. Только Он меня и любит по-настоящему! С Ним я всегда в безопасности.»

08.2002, г. Санкт-Петербург

1017789; 1990 г. р.

«Здравствуйте, Сергей Сергеевич!... Недавно у нас произошел жуткий случай с нашим питомцем, попугайчиком Кешей. Его прихлопнули дверью, и он замертво свалился ко мне в руки. Птичка веселая, жизнерадостная и очень любимая. Ах, Доктор, что тут было. Мы его, конечно, завернули сразу же в буклет, а Таня рыдала и просила Бога, Сергея Сергеевича, своего Ангела помочь Кеше. Это была такая страстная мольба о помощи, что наша птичка зашевелилась и ожила. Конечно, понадобилось еще 4 дня, чтобы он стал прежним. Спасибо Вам за Веру, Надежду и Любовь».

02.2002, г. Санкт-Петербург

1019568; 14.10.1936 г. р.

«Добрый день, Сергей Сергеевич! Ваши буклеты спасли от пожара. В «Николу» загорелся дом — от нашего 10 метров, ветер в нашу сторону. Нас спасли буклеты. У меня везде на окнах стоят буклеты. И огонь даже не дотронулся до нашего дома.»

06.2002, Ленинградская область

ЛЕЧЕБНАЯ ВОДА

— *Расскажите немного об обычной воде. Какая она — чистая или грязная, и какую можно пить, а какую нельзя? Уничтожает ли кипяченая вода большинство вредных примесей и можно ли пить водопроводную воду?*

В середине августа у меня состоялся очень интересный разговор с одним из моих пациентов, ученым, кандидатом химических наук, Деминым Владимиром Александровичем. Мы говорили как раз о данной проблеме. Он любезно передал мне печатную работу двух ученых Санкт-Петербургского государственного университета НИИ Химии — профессора, доктора физико-математических наук Г. А. Скоробогатова и кандидата химических наук А. И. Калинина, которая так и называется: «Не пейте сырую воду! Кипяченую тоже, а особенно — водопроводную!» Конечно, я не буду просто переносить текст данной работы в книгу, а поведаю вам ее основную суть.

Ученые констатируют, что основным источником аллергии, заболеваний позвоночника и суставов у жителей Санкт-Петербурга является водопроводная вода. Более того, именно «благодаря» ей частота врожденных аномалий (в том числе и новообразований) у детей нашего города в 2 раза превышает средний уровень России. И на этом фоне в двух районах нашего города и в одном из пригородов смертность по онкологии и другим болезням превышает почти в 2 раза смертность в остальных районах города. И все это из-за повышенного уровня (более, чем в 2 раза) загрязненности водопроводной воды. И на стр. 13 своей монографии ученые делают такой вывод: «Наш «городок» — что-то вроде душегубки, ибо, по данным Санкт-Петербургского комитета по статистике за 1993 г., уровень смертности в городе в 1989 году превышал среднестатистический уровень на 10%, а в 1992 году уже на 27%. Это означает, что каждый год наш город бескровно и бесшумно убивает 15000 человек, вдобавок к тем 500—900, которых убивают уголовники, и тем 53000, которые ежегодно умирают «естественной смертью».

Почему это происходит? От грязной водопроводной воды! Ученые констатируют, что в питьевой воде обнаружено 750 антропогенных соединений, около 600 из которых являются канцерогенами и обладают мутагенной активностью и практически не обезвреживаются на водопроводных станциях. Не могу порадовать и москвичей. Дорогие мои! В Москве-реке, по данным этих же ученых, загрязнение воды превышает все допустимые пределы в 940 раз!!! Думаю, что с водой в реках и других городов нашей страны дело обстоит не лучше.

Ежедневное потребление хлорированной воды (а хлорирование проводится на очистных станциях) укорачивает жизнь человека на 5—6 лет. Причем в разных районах нашего города токсичность водопроводной воды разная. Вы даже не представляете, мои дорогие, сколько и в каких количествах токсических веществ присутствует в водопроводной воде! Авторы, основываясь на различных данных, говорят, что если в 1992 году в петербургские водоемы сбрасывалось 27% неочищенной воды, то в 1996 году — 35%. И если даже сегодня свершится чудо и полностью прекратится сброс в водоемы ядовитых веществ, то для того, чтобы восстановилось прежнее качество невской и ладожской воды, понадобится не менее 50-ти лет.

Таким образом, дорогие мои, пить питерскую водопроводную воду, даже кипяченую, ни в коем случае НЕЛЬЗЯ! ЭТО ОПАСНО ДЛЯ ЖИЗНИ! Я не могу, не имея документальных подтверждений, говорить то же самое о других регионах нашей страны и стран СНГ. Но думаю, что у вас, дорогие мои, примерно такая же картина. Не стройте иллюзий, что кипячением или отстаиванием в течение суток в открытой посуде вы сумеете очистить, освободить воду от вредных примесей! Это говорю не только я, это говорят ученые. Но они не только предупреждают, они и предлагают. Ведь у вас уже возник закономерный вопрос: а что же делать человеку, который не может позволить себе купить дорогие очистительные фильтры или даже родниковую или чистую воду, продающуюся сегодня в наших продовольственных магазинах? В следующей главе я расскажу вам, как очистить воду в домашних условиях.

Очистка воды в домашних условиях

Для того чтобы очистить воду, подберите эмалированную кастрюлю, которая входит с крышкой в морозильную камеру вашего холодильника. Прокипятите воду в другой кастрюле, остудите ее до комнатной температуры, наполните этой водой приготовленную кастрюлю и закройте ее крышкой так, чтобы между крышкой и водой остался зазор в два пальца.

Закрывать кастрюлю крышкой надо обязательно, иначе вода начнет замерзать сверху и изуродует кастрюлю. Кастрюлю держите в морозильнике до тех пор, пока вода не замерзнет наполовину или на две трети (если вы используете 3-литровую кастрюлю, то вам для этого понадобятся сутки). Достав кастрюлю из холодильника с наполовину замерзшей водой, вы увидите, что по краям лед чист, а незамерзшая вода в середине так грязна, что напоминает по цвету спитый чай. Лед над этой водой тоже не очень чистый и протыкается даже пальцем. Этот лед вырежьте ножом и всю грязную воду слейте. Часто под этой грязной водой лед тоже имеет грязный оттенок и многочисленные газовые пузырьки, делающие его непрозрачным. Тогда струей крутого кипятка из чайника полейте на этот грязный лед, в считанные секунды расплавляя его, и быстро опорожните всю кастрюлю от кипятка, чтобы не растопить чистый лед.

Если все же вы достали кастрюлю слишком поздно и вода полностью промерзла — ничего страшного. Так же струей крутого кипятка лейте в середину кастрюли и вымывайте весь грязный лед с середины. Это займет полминуты, не больше. Чистый лед остается по краям кастрюли, и вы ставите его на оттаивание.

Напоминаю, что замораживать следует исключительно кипяченую воду. Рассчитайте, сколько вам нужно на семью чистой воды, и заблаговременно готовьте ее. Следует помнить, что в такой воде отсутствуют соли кальция и магния. Поэтому в вашем пищевом рационе обязательно должны присутствовать сыры, яйца, молоко или кефир. И последнее. Если вы все же ленитесь таким образом очищать воду, то лучше покупайте чистую воду в магазинах. Не тратьте деньги на дорогие фильтры, ибо, по данным ученых, они малоэффективны из-за незначительного срока своего ресурса.

— По известным причинам, сырую водопроводную воду опасаемся «заряжать», а кипяченая меняет структуру, что затрудняет проникновение ее через клеточную мембрану. Можно ли заряжать щелочную слабо минерализованную воду, а для глаз — дистиллированную (или даже размороженную, для лучшего проникновения в клетку)?

Информационно насыщать — «заряжать» — можно любую качественную питьевую воду. Что же касается того, что кипяченая вода меняет структуру, — можете не беспокоиться. Я напоминаю, что процесс информационного насыщения происходит на уровне информационных полей атомов и молекул той воды, которую вы поставили на лечебный буклет. И процесс проникновения — насыщения клеток организма водой — идет не столько за счет того, что молекулы воды проникают через мембрану клеток, сколько за счет того, что они, будучи информационно-энергетически насыщенными, обогащают информационные поля атомов, молекул, клеток и тканей организма. В этом главный смысл и основное содержание лечебного действа воды.

— Умываюсь насыщенной водичкой, промываю глаза. На правом глазу появилась какая-то желеобразная прозрачная пленка. Перед этим глаз зачесался. Что это?

Думаю, это местная диагностическая реакция на лечебное действо воды, которая уже привела к улучшению состояния Вашего органа зрения.

— *У меня к Вам огромная просьба: зарядить буклет и воду для тяжелобольных людей, которые остались дома и не могут попасть в наш Храм.*

Очень внимательно вникните в суть энергетического лечения, изучите его и запомните хотя бы его основные положения. Лечебная индивидуализация буклета может состояться только в присутствии самого человека. То же самое касается и индивидуальной лечебной воды. Пациентам, которые в силу многочисленных причин не могут быть на очном лечении, я рекомендую проводить процедуру информационного насыщения воды или непосредственно во время основного сеанса при заочном лечении, или ночью. Для этого достаточно поставить стаканчик с водой на лечебный буклет.

— *Можно ли совмещать: воду, заряженную для глаз, и раствор тауфона (прописано в поликлинике), естественно, по очереди?*

Конечно, можно. Но при этом лучше, если перед употреблением Вы информационно насытите на лечебном буклете и раствор тауфона (это можно сделать с любым лекарственным препаратом, содержащим в своем составе воду). В этом случае Ваши капельки для глаз станут более эффективными, а количество побочных эффектов значительно снизится.

— *Можно ли заряженную воду охлаждать, кипятить? Каков срок ее хранения?*

Вначале вскипятить и охладить, затем зарядить. Только в такой последовательности. Срок хранения воды определяется ее физическими свойствами, то есть отсутствием запаха, осадка и т. п.*

---

* Подробнее о лечебной воде см. в книге «Заочное лечение». — *Примеч. ред.*

*— У меня сделана операция — синусотрабекул-
эктомия с задней склеродермией. Зрение очень
слабое. Я пустила заряженную воду в глаз, и он
сильно загноился, и я прекратила. Спустя 2 недели я повторила эту процедуру. У меня появились
подкожные нарывчики около уха, в носу, и заболела надбровная дуга. Вопрос: надо ли пускать заряженную воду в этот глаз и прикладывать к
нему буклет?*

У Вас, моя дорогая, глаукома обоих глаз с центральной дистрофией сетчатки и диабетическая ретино-
патия. Поэтому в первую очередь Вам необходимо проводить полную программу заочного лечения, направ-
ленную на восстановление всего организма. Довольно
сильная местная диагностическая реакция на воду
объясняется наличием инфекции в организме и пред-
расположенностью к конъюнктивитам. Вам прежде
всего следует пить лечебную водичку и на глаза
укладывать буклет, проводя, естественно, заочное лечение. Капать в глаза лечебную воду нужно обязательно, но только 1 раз в день, и не надо бояться того, что
появились нарывчики, — таким образом из организма выходит инфекция.

*— Я слышала, что при пользовании святой во-
дой необходимо соблюдать три условия: не ставить ее на пол, не ссориться, не кричать при ней,
не пить из горлышка. Надо ли соблюдать эти
условия для заряженной водички? Она не теряет
своих свойств ни при каких условиях?*

Я думаю, что ссориться и кричать не надо в любом
случае, а не только тогда, когда Вы принесли домой
святую воду. Ссориться и кричать в своем доме, в сво-

ей семье просто не следует. Что же касается лечебной воды, то во время лечебного сеанса все мои пациенты пьют водичку из горлышка, и ничего страшного в этом нет. Одно дело, когда Вы за праздничным столом пьете из горлышка вино, водку или коньяк и запиваете все это водой из горлышка бутылки. И другое дело, когда Вы делаете это в ходе лечебного сеанса, не создавая ни себе, ни соседям лишних хлопот и постороннего шума. Ставить или не ставить водичку на пол — это также не имеет принципиального значения. От этого своих свойств она не теряет.

— *Сколько раз (максимально) можно закапывать капли заряженной воды в глаза? Сколько может стоять вода, заряженная для глаз, или необходимо делать свежую ежедневно? Обязательно кипяченую?*

О качествах воды я говорил в начале данной главы. Закапывать воду в глаза можно через каждые полчаса, через каждые час-два или три раза в день. Все зависит от тяжести Вашего заболевания и степени поражения глаз и, конечно же, от Вашего желания и упорства.

— *У меня «аллергия на солнце». Я пыталась 4 раза капать в глаза заряженную для глаз воду, но сразу же начинались сильные боли за глазами. Может быть, мне нужно начинать капать 1 раз в день или даже через день и постепенно довести до нескольких раз в день?*

Я уже отвечал на подобный вопрос. При закапывании в глаза лечебная вода вызывает у Вас местную диагностическую реакцию ввиду аллергизации всего организма и слизистой глаз в частности. Поэтому лучше всего лечебные энергетические свойства придавать глазным капелькам, которыми Вы пользуетесь, предварительно зарядив их на лечебном буклете, и, конечно же, лечить основное заболевание по программе заочного лечения.

ПРИМЕРЫ ВЫСОКОЙ ЛЕЧЕБНОЙ ЭФФЕКТИВНОСТИ ИНФОРМАЦИОННО-НАСЫЩЕННОЙ ВОДЫ

Вх. 4835 от 18.02.02; 3.08.1965 г.р.

«...Заряженная на буклете вода — лучшее косметическое средство! Я умываюсь ею регулярно, и кожа на лице стала гладкой, мягкой. А раньше все время шелушилась, на носу были красные прыщи. Сейчас ничего этого нет, кожа чистая, матового оттенка. А у моего сына (ему 13 лет) были юношеские прыщи. Не знали, что с ними делать. Но когда и он стал умываться заряженной водой — все прошло. Спасибо Вам огромное! Еще у него хронический вазомоторный ринит, и я стала регулярно капать ему в нос заряженную воду — насморка нет! И вот простудных заболеваний у него тоже нет, а раньше пропусков по болезни было больше всех в классе. У моей мамы (63 года) — повышенное глазное давление. Она тоже стала закапывать воду в глаза, и ей стало значительно лучше. Спасибо, спасибо и еще раз спасибо Вам!»

Волгоградская обл.

1018373; 5.09.1937 г. р.

«...энергетическая вода такая же волшебница, что и буклет. Меня два раза спасала: один раз мне на голову со стены упали тяжелые рога и разбили голову около лба — кровь полилась рекой. Я буквально лила воду, и кровь остановилась через 3—5 минут, и в дальнейшем я лечила голову только информационной водой. А вчера меня опять стукнули по левому уху и голове ручкой от тележки, на которую клали баллон с газом. Всю ночь держала бинт, пропитанный информационной водой, до уха было не дотронуться. Утром голова уже не болела. Спасибо Вам и низкий поклон за то чудо, что дарите нам. С уважением.»

08.2002, г. Санкт-Петербург

А-019923; 26.02.1943 г. р.

«У комнатных растений, политых заряженной водой, увеличивается продолжительность цветения, но, к сожалению, не у всех. Например: отцветший бутон глоксинии при поливе водой вновь оживает и может цвести еще неделю, а то и дольше, тогда как у моих любимых фиалок — нет. В голову приходит мысль о том, что так же и люди: одним помогает сразу, а другим нужно верить и надеяться. Ягоды брусники, залитые такой водичкой, очень долго сохраняются свежими. Более того, они хорошо лечат дисбактериоз. Осенью для эксперимента 1,5-литровую банку с ягодами залила заряженной водичкой, остальные банки — обычной водой с сахаром. Вначале эта ягода вела себя самым безобразным образом. Было такое впечатление, что она стоит на плите и кипит. Вода переливалась через край, тогда как остальные банки вели себя спокойно. На зиму «спокойные» банки я поставила в холодильник, а эту «бунтовщицу» оставила в комнате у батареи, где она простояла всю зиму. При этом ягоды не испортились, сохранили вкус, цвет, аромат, а из тех, что стояли в холодильнике, одну пришлось выбросить, так как ягоды покрылись плесенью. Вот что такое наша водичка! Ягоду эту я съела и почувствовала большое облегчение: исчезли бульканье, урчание, брожение и все, что характерно для дисбактериоза. Я думаю, что людям пригодится этот рецепт.»

08.2002, г. Петрозаводск

1019961; 27.06.1937 г. р.

«Здравствуйте, уважаемый Сергей Сергеевич!... Буклет — это чудо! Да и вода тоже! Однажды внучка порезала руку, я ничем не могла остановить кровь — ни перекисью водорода, ни йодом. Стала поливать водичкой, и кровь остановилась! Мне как-то не поверилось сразу! Но это факт! Покраснел и заболел палец на ноге, я стала поливать мокрый бинт — и снова чудо! Зажил палец! Спасибо Вам, Доктор!»

19.08.2002, г. Колпино, Санкт-Петербург

ЧАСТЬ 4.
«А МЫ С ВАМИ ДОЛЖНЫ ВЫСТОЯТЬ ВО СЛАВУ ЭТОЙ МАЛЕНЬКОЙ ЗАМЕЧАТЕЛЬНОЙ ПЛАНЕТЫ...»

От редактора

23 октября мир пережил очередную трагедию, происшедшую в Москве — террористы захватили в заложники сотни людей...

На первом же сеансе после случившегося была Проповедь, которая потрясла не только меня, слышавшую за много лет не один десяток ярких и проникновенных Проповедей Доктора. Чувствовалось, что эта Проповедь потрясла всех людей, находившихся в тот день на сеансе. В очередной раз очень сильно ощущалось Единение присутствовавших в зале. Слова Доктора глубоко проникали в сердца и души людей, и каждый в той или иной степени начинал осознавать собственную значимость и ответственность перед человечеством, перед Богом.

Я посчитала необходимым донести эту Проповедь до миллионов людей, не имеющих возможности ее слышать. Она нужна человечеству*...

25 октября 2002 года, 8-й сеанс (пятница)

Доброе утро, дорогие мои! Каждый из нас понимает и знает, что мы живем в очень непростое, сложное и разрушительное время. Человек склонен оценивать все, что происходит с ним, через свои взаимоотношения с людьми, анализируя это согласно той информации, которая у него есть, и с той маленькой позиции, на которой он находится. Это естественно. Он осуждает, негодует... Но если мы хотим все-таки осознать, что происходит, нам необходимо «взлететь» над ситуацией (и не только своей личной!), суметь приподнять себя выше. И выше не только этой ситуации, не только этих дней, этого десятилетия и даже столетия, в котором мы живем, а приподняться настолько высоко, насколько у нас есть возможность. И эту возможность дают нам знания — знания истории развития цивилизации. Многос... Без знаний трудно приподняться и увидеть истинное положение вещей.

Мы не понимаем, что стык столетий, в котором мы живем, зеркально похож на то, что происходило более двух тысяч лет назад, только в другом масштабе.

---

* Напоминаю, что все Проповеди, опубликованные в книгах Доктора, были произнесены Сергеем Сергеевичем на лечебных сеансах и записаны мною на диктофон. Неподготовленный читатель может подумать, что Доктор готовит заранее текст Проповеди, которая впоследствии будет озвучена в зале. Но это далеко не так... Подробнее об этом вы можете прочитать во вступительном слове редактора к главе «Проповеди» в книге «Исцеление Души». — *Примеч. ред.*

Мы не видим, как Варвар заполоняет мир. Варвар, которому присуще отсутствие человечности, Варвар, который убивает в себе и особенно в своих детях чувство любви к человеку и к окружающему миру. Варвар, который исключительно ради собственной выгоды готов на то, чтобы лишить целые народы элементарных знаний и за счет этого удерживать их в невежестве и в высочайшей степени фанатичной вере в придуманного Бога. Бога, в которого они верят, НЕТ, его не существует, потому что это искусственный Бог. Бог, придуманный группой людей, возжелавших поработить не только целые народы, но и весь мир, подавить, раздавить человека, сделав его рабом, убив в нем желание жить... И как показывает история развития Римской империи (а это была высочайшая цивилизация того времени, благодаря которой в странах Европы пошел бурный прогресс в развитии всех направлений человеческой деятельности), игнорирование опасности, самодовольство и почти что абсолютная вера в свою силу и мощь привели к тому, что эта держава даже не заметила, как взрастила Варвара, как он пришел и разрушил все...

И то же самое сегодня с современным ожиревшим, бездушным человечеством, которому навязывается мораль сытого, отвратительного общества, общества, в котором господствуют гамбургеры и макдональдсы, в котором, кроме еды, существуют еще только секс и насилие, общество все поглощающее и дошедшее до того, что его дети не хотят учиться, потому что уже настолько пресытились всем, что почти ничего не надо. Поэтому и США и другие страны «цивилизованной» Европы открыли зеленый свет нашим юным математикам, компьютерщикам. Лучшие умы из

России и из других стран бывшего СССР идут туда, потому что те дети не хотят учиться. Но в этом же мире, буквально рядом, взращивается общество нищеты...

11 сентября, обращаясь к американскому Президенту, я написал в книге о том, что чем больше он будет навязывать свои ценности жизни другим народам, чем больше он будет стремиться подавлять волю целых народов, считая их нецивилизованными, тем бо́льшие и с каждым разом более ожесточенные удары он будет получать в собственной стране. Поэтому когда вы мне сегодня пишете: «Доктор, давайте мы все помолимся за спасение душ», — я хочу вас спросить: «Каких? За спасение кого вы просите? Тех людей — моих соотечественников, которые находятся в том здании? А может быть, надо молиться за всех нас, за ту Россию, которую мы разрушаем и теряем?!»

Москва... В свое время этот город объединил Русь, княжества. Этот город стал центром России. Сегодня это город*...

А вы говорите! Вот оно общество, которое не любит свое государство и свою страну. Вот оно общество, в котором больной чиновник едет лечиться в другую страну, а его беременная жена обязательно рожает или в Англии, или в Америке, или в Германии. Нам говорят, это партия интеллигентов, которые любят свою страну**... заболел — и тут же уехал лечиться в Германию. Нам говорят: «Медицина у нас не только не хуже, а даже лучше, чем там...» А они едут туда, призывая нас любить свою страну, убеждая, что они лю-

---

* Далее большой фрагмент текста Доктор удалил, сказав, что говорить об этом еще не время, не поймут... — *Примеч. ред.*
** Далее текст удален Доктором. — *Примеч. ред.*

бят ее больше, чем мы, и нас любят больше, чем мы
сами. Какая ложь….Вот оно — растленное общество!
Вот и все! Маленькие примеры, которые характери-
зуют очень многое.

Поэтому давайте, родные мои, и сегодня бороться
за себя. Это не эгоизм, потому что, борясь за себя, мы
боремся за свою страну, за свои семьи. И чем больше
нас, тем больше единение нации. Варвар пришел в
тот момент, когда Каин убил… И именно с этого момента пошло растление, приведшее к насилию, и…
нарастающее сейчас все быстрее и быстрее. Мы говорим: «Насилие…» Откуда оно? Кто его культивиру-
ет? Кто его насаждает? Вы входите в универсамы за
покупками. Посмотрите, что делается: в киосках на
видеокассетах — одни голые девицы, парни с писто-
летами и сплошная кровь. Никого это уже не возму-
щает — привыкли, и к тому же, каждый говорит:
«Ну что я один могу?» Мы не говорим, что надо уничтожать и бить эти киоски, но ведь у нас же есть депутаты, которых мы все избираем! Где они? И что это
за депутаты, что это за власть, если мы растлеваем
общество, растлеваем наших детей, приучаем их к
животному существованию, где жизнь человека не
ценится абсолютно.

Я вызываю к себе детей во всех залах, они не могут
прочитать ни одного стихотворения. Третьекласс-
ники, пятиклассники… Это что за школы?! Это что за
учителя! Больные дети? Нет, нормальные дети! Они
волнуются? Да, может быть. Но еще совсем недавно,
еще два-три года назад, помните, какие стихи здесь
были?! На наших глазах в течение буквально последнего года дети разучились читать стихи. Вот отчего,
если кто-то из вас вспомнит, шли мои Проповеди

восьмилетней, десятилетней давности, когда я говорил вам: «Дорогие мои! Вы нужны этой стране, потому что вы помните, что такое любовь (и она живет в вас до сих пор), вы помните, что такое дружба, вы помните, что такое честное слово!» А нынешняя молодежь — она не знает даже, что это такое. Поэтому мы должны жить долго-долго, потому что нам предстоит на своих плечах поднимать эту страну и эту молодежь! Говорят, старики болтаются под ногами и мешают. Нет, сегодня ощущение, что молодежь мешает, она не нужна никому в этом мире. А впрочем... Никто не нужен*...

Поэтому, мои родные, извините за такое начало, но я начинаю именно так, как говорит сердце, как говорит Вселенная. Я не могу говорить сейчас сладостные речи просто о любви. Вы слышали сегодня, как она звучала: ее убивают, а она все равно есть, она живет и будет жить**! И когда мы входим в этот зал, нам трудно отсюда уйти, нам не хочется этого, мы бы еще посидели, может быть, час-два. И конечно, я очень мечтаю о том, что когда-нибудь у нас будет Храм. И я его вижу... Он стоит на берегу Финского залива. Я вижу пристань и дорогу, ведущую к нему. Храм — это огромная пирамида, такая же, как пирамида Хеопса. Именно так, потому что это воплощение всеобъемлющего Разума Вселенной. Я вижу автобусы (тоже наши!), которые будут привозить вас туда. И там есть все, что только необходимо человеку. Оттуда вас никто не погонит, и туда вы сможете приезжать, когда захотите, там вы сможете посидеть, попить чай, пого-

---

* В зале раздался грохот аплодисментов. — *Примеч. ред.*
** Сергей Сергеевич говорит о мелодии, звучавшей в начале сеанса. — *Примеч. ред.*

ворить. Там — лес, и все это — наше, можно спокойно посидеть на лавочке и никто никого не будет трогать. Там — Любовь! Я знаю, что сегодня это мечта, я знаю, что никому, кроме нас, это не нужно. Но с каждым годом нас становится все больше и больше и, может быть, может быть... нам удастся создать не просто Храм, в котором мы живем сейчас и который всегда в наших сердцах, но и истинный Храм — здание, в котором нам всем будет уютно и хорошо. А сейчас — Главное желание, дорогие мои... Напоминаю, думайте о себе... И не меняйте свое желание, как ни сложно сейчас, как ни хочется чисто по-человечески помочь. Я молился сегодня всю ночь, я не спал. А каждый из вас идет к своему Главному желанию... Успокоились и закрыли глаза.

Очень сильная, здоровая Энергия Сотворения сейчас окутывает каждого. Вместе с ней Энергия Мира Девственного Духа. Я напоминаю о том, что в обычной жизни, в жизни Вселенной Мир Девственного Духа не соединяется, не пересекается с Миром Жизненного Духа. Это разные иерархии. Мир Девственного Духа — это чистая Энергия, в которой нет даже мельчайшей частицы информации. Мир Девственного Духа — это тот Мир, за которым идет уже буквально Абсолют, идет Всевышний. Энергия Мира Девственного Духа входит в тебя, наполняя тебя той удивительной чистотой девственной Энергии, которая завершает формирование твоего здорового Мира. Это возможно только в наших залах, конечно. Это невозможно при заочном лечении. Так воспользуйся этим. Пусть чистота твоей мысли, чистота твоего желания, наполненность твоего Мира любовью, созиданием, теми миллионами и миллиардами информационных полей здоровья, которые продолжают восстановление, — пусть это все приведет тебя в это удивительное состояние Истинного Здоровья, которое многие уже и забыли.

Я еще раз напоминаю: каждый проходит свой Путь. Каждый из нас... Но в любом случае наступает такой миг, когда мы все соединяемся в единое Созвездие здоровых, преображенных людей, людей, которые многое начинают понимать, которые в любой ситуации не делают сразу выводов и тем более не взрываются, не атакуют, а пытаются понять того или иного или ту или иную ситуацию, поднявшись над ней, оценив и только после этого сказав себе: «Да, здесь можно помочь. А здесь — бесполезно. Этому можно дать книгу, а этому — нельзя. Этому можно объяснить, а этот еще не готов».

Да, можно объяснить, что болезнь дана человеку для того, чтобы он повернулся к Богу. Да, можно говорить, что болезнь дана за его неверие. Можно много говорить... Болезнь — это прежде всего следствие собственных ошибок, собственного невежества и неуважения по отношению к себе. Рабская жизнь, состояние раба, невольника, который закован в цепи, которому и покушать вовремя не дают, а только стегают плетью, подгоняют, заставляют рано вставать и поздно ложиться. Он не успевает даже помыться, попить водички, он падает и мгновенно засыпает. Состояние невольника, подчиненного, униженного и оскорбленного. Мы об этом читали в книгах, мы об этом знаем из истории, а некоторые знают и из собственного опыта — те, кто находился в плену, в тюрьмах... Но ведь никто не задумывается о том, что невольником ты сделал свой организм, — ты его угнетал и угнетаешь, ты заставляешь его работать до изнеможения, унижая его и растаптывая, ты не даешь ему возможности раскрыть в себе самые лучшие качества, самые лучшие силы, ты постоянно убиваешь его тем, что пренебрегаешь им.

Я говорю это вот так впервые, сравнивая отношение человека к себе с отношением к рабу. Но отношение человека к себе даже хуже, потому что в любом случае хозяин бережет раба, ведь он ему нужен, он заплатил за него деньги, он бережет невольника, потому что он ему нужен, — он делает ему все бесплатно. А ты себя не бережешь, истязаешь. Перестань это делать! Самое страшное истязание — это истязание в собственных мыслях, это самобичевание, самоуничижение. Самое страшное наказание — это взращенный комплекс неполноценности, который тебе буквально привили твои родители или твоя юность и который живет в тебе до сих пор. Тебе до сих пор кажется, что ты хуже других, что у тебя недостаточно образования, что у тебя некрасивая фигура, некрасивый нос или... и т. д. и т. п. Так нельзя! Нет людей некрасивых! Это мы придумываем себе некие стандарты красоты, внешние особенно. Это мы сегодня уделяем внимание внешнему. Это мы сегодня... А так нельзя! Ведь Господь создал Человека прекрасным и совершенным во всех отношениях, для Него любой человек красив, если чиста и гармонична его Душа, если добры и человечны его поступки. И пойми, что все, что происходит сейчас в мире (не только у нас), — это болезнь цивилизации. Об этом мало кто говорит и почти что не говорят. Сегодня так же, как и тогда — 2000 лет назад, и 1000, и 500 лет назад, и 100 лет назад, и 50, и 20 лет назад, — продолжают*...

---

* Следующий далее текст Сергей Сергеевич убрал. — *Примеч. ред.*

Говорят, «независимая пресса»... Независимая от кого? Независимая от совести прежде всего, ибо любая независимая пресса — это пресса, которой управляет конкретный человек, который «владеет» этими журналистами и который оплачивает им все. И вся информация подается именно так, как это выгодно, и то, что ты видишь на экранах, то, что ты читаешь в газетах, ты должен пропускать через себя (если ты еще читаешь это) и понимать, что там — ложь, изощренная и красиво «упакованная». Надо понимать, что за любым красивым и улыбающимся лицом комментатора стоит группа тех, кто хочет... Я не буду продолжать...

Я хочу, чтобы мы понимали это. Я хочу, чтобы мы понимали, что мы сегодня здесь не только для того, чтобы ушла обычная боль или болезнь; мы здесь для того, чтобы вернуть Господа на эту Планету, чтобы вернуть Его в каждое сердце, в каждого человека; мы здесь для того, чтобы никто и никогда более не посмел осквернить, унизить, растоптать и уничтожить Великое Его Творение — Человека.

Когда я сегодня молился и обращался к Господу, я говорил: «Простите нас, простите нас, мои далекие предки 1812 года, принявшие удары огромных армий...» Я просил прощения у тех, кто отдал свои жизни в Великую Отечественную. Я просил прощения у них. И я говорил, что, может быть, слава Богу, что они не видят того, что происходит... А мы с вами должны выстоять во славу человека, во славу Господа, во славу не только России, но и во славу этой маленькой замечательной Планеты, которая разделена сегодня, разделена... настолько, что, кажется, уже не соединить...

Мир Дому твоему, дорогой мой человек! Мы открываем глаза и «входим» в наш зал.

ЧАСТЬ 5.
РЕЗУЛЬТАТЫ ЛЕЧЕНИЯ

С момента выхода книги «Заочное лечение», в которой приведена стандартная анкета оценки эффективности энергетического заочного лечения самим пациентом, прошло чуть более полугода. Поэтому вполне естественно, что провести даже небольшой статистический анализ пока не представляется возможным — слишком мало прошло времени. Думаю, что такой анализ мы сможем провести, а следовательно, и опубликовать соответствующие данные эффективности энергетического заочного лечения, года через два.

Тем не менее, с момента выхода первой книги прошло три с половиной года. И за эти годы заочными пациентами стали не просто тысячи, а миллионы людей. На сегодняшний день мы имеем более 11 000 писем от заочных пациентов, в которых, однако, не все говорят о результатах своего лечения, выдвигая на первый план какую-либо жизненно важную для них проблему или вопрос. Я обращаюсь с огромной просьбой ко всем вам, мои дорогие. Пришлите нам данные о результатах своего заочного лечения согласно анкете, приведенной в книге «Заочное лечение». Сделайте это, пожалуйста. Я буду считать это вашей благодарностью за выздоровление и приму ее с радостью.

В этом разделе книги я привожу примеры выздоровления моих заочных и заочно-очных пациентов без анализа результатов лечения в целом (по причине, о которой я сказал чуть выше). Замечу при этом, что эти примеры говорят об удивительных возможностях энергетического лечения, убедительно доказывая всем, что стоит немножечко приподняться над стандартной логикой, немного шире и глубже взглянуть на окружающий нас мир, чуть-чуть захотеть, и перед тобой откроется бездна возможностей и для познания, и для открытий, и для лечения.

РЕЗУЛЬТАТЫ ЗАОЧНО-ОЧНОГО ЛЕЧЕНИЯ

А-019555; 5.04.1945 г. р.

«Здравствуйте, уважаемый Сергей Сергеевич! Спешу поделиться своей радостью с Вами. В течение шести лет я не могла ходить и переносила страшные боли ног, особенно правой (двухсторонний коксартроз тазобедренных суставов, хронический радикулит, полиартрит с поражением кистей рук). В 1999 году я приобрела Вашу 1-ю книгу «Слово о Докторе». Прочитала несколько раз, и она меня сильно заинтересовала. Вырезала буклет и пользовалась водичкой, а на ночь ложила* буклет под подушку. Потом купила еще три книги, стала буклеты ложить на ноги. Начала делать заочные сеансы. Сняла страшные боли в

---

* Сохранен «авторский стиль». — Примеч. ред.

ногах. Большое Вам спасибо. Я стала вставать с постели, но с палочкой, и ноги продолжали болеть. И наконец я купила последнюю книгу «Болезни позвоночника и суставов».

Сейчас мне посчастливилось попасть в Ваш Храм — хожу сразу в три зала. Приехала я на сеансы с палочкой. Прошла 10 сеансов, а сегодня, то есть 31 мая, я пришла на сеанс без палочки. Сергей Сергеевич! Вы взяли на себя людскую боль, низкий Вам поклон и здоровья. На первом сеансе ощутила сильный жар в ногах. На втором сеансе страшные боли в ногах. Я еле доехала домой и скорее обложилась буклетами, и боли стихли. Я поняла, что у меня идет лечение. Я остаюсь еще на одну серию сеансов и в сентябре поеду домой не то что с палочкой, а со здоровыми ногами.»

31.05.2002, Приморский край,
п. Новошахтинск

1019577; 27.01.1945 г. р.

«Уважаемый Сергей Сергеевич! Здравствуйте! Я посещаю вторую серию сеансов. Заочно стала заниматься сразу же, как только познакомилась с Вашими книгами — 9 февраля этого года. Анкету свою пишу, но пока она еще у меня. Думаю, рано передавать ее Вам. Не потому, что не удовлетворяют результаты, а потому что считаю, что я недостаточно поработала. А результаты как раз очень и очень...!!!:

Нормализовался сон. Когда все знакомые болели гриппом, у меня даже насморка не было; страдала много лет из-за трахеита, мучила мокрота, сейчас ее нет; уменьшилась (значительно!) кровоточивость десен, не беспокоит остеохондроз, а главное, ушло то, с чего началось знакомство с Вами, — мои проблемы с печенью, желудком, почками. Три года назад был удален желчный пузырь — 4 камня размером почти с яичный желток.

Но после операции осталось множество проблем со здоровьем, которые после операции осложнили мне жизнь. Теперь: исчез запах изо рта, очистился язык (даже не помню, когда он был у меня таким чистым!), ушли спазмы пищевода, стал нормальным диурез. До этого моча практически не выделялась — за сутки 100—200 г; вымылся песок из почек, встали на место поджелудочная железа и печень (до этого выпячивались из-под ребер, как шары); нормализовался стул, было полное несварение (желчь, прозрачная слизь, кровь, расстройство полное кишечника) и утрата аппетита (чем никогда не страдала); пропали боли в почках, печени и желудке.

Постоянно пользуюсь буклетом. Лечу свою 88-летнюю маму. Она пьет водичку, спит на буклете, и я закапываю ей в глаза заряженную водичку. Результаты: нет жалоб на головные боли и боли поясничные; из-за катаракты один глаз совсем не видел, второй почти не видел. Сейчас даже тот, слепой, глаз уже начинает видеть, то есть им мама видит, что на стене висит картина, видит человека, хоть и не в полной мере, а просто образ. Это очень хорошие результаты. Ведь она лечится заочно только 1,5 месяца!

Огромное спасибо Вам, дорогой Доктор!»

03.06.2002, г. Санкт-Петербург

А-019911; 12.04.1935 г. р.

«Дорогой Сергей Сергеевич! Я Вам бесконечно благодарна! Я счастлива, что непонятные очаги в правой доле печени, которые держались более года после операции на кишечнике, исчезли после 5-ти сеансов 1-й серии.

Из-за их увеличения меня положили на 2-й курс химиотерапии. Я бы его не выдержала. Ведь после 1-го курса у меня не только сыпались волосы и кожа, но сильно пострадал мозг, ухудшились память, нервная система. Мне нужно было поддержать разрушающийся организм, а это можно было сделать только у Вас в Центре. После 1-й серии по приезде в Москву пошла к лечащему химиотерапевту; радости моей не было границ, когда он сказал, что нет причин для химиотерапии: «У Вас работает иммунитет».

Спасибо Господу нашему, который одарил Вас бесценным Даром! Я чувствую, что мы еще не осознаем, свидетелями и участниками чего мы стали в жизни. Но я поняла Ваш совет, что Вера не должна быть слепой. Рак — грозная и коварная болезнь. Еще растворились конкременты в желчном пузыре, прекратились кровотечения из матки, перестал беспокоить остеохондроз позвоночника.

С уважением и восхищением.»

08.2002, Московская обл., г. Орехово-Зуево

А-019920; 7.07.1939 г. р.

«С 9 марта 2002 года стала заниматься энергетическими упражнениями. С 24 марта — лечением по воскресеньям. Через 3 месяца похудела на 18 кг, ушел сахарный диабет. Врач удивилась, не поверила, заставила 2 раза сдавать анализы (у меня сахар был и в моче, и даже в гемоглобине сахар был). Таблетки манинила-5 не пью. Меньше стало болеть сердце, раньше не могла спать на спине и левом боку, сейчас сплю. Вены на ногах ушли и стали спокойнее (предлагали операцию в 2000 году, я отказалась; бинтовала их, сейчас нет, и ноги не болят). Приступы (внезапные) тахикардии стали очень редкими, и пульс при приступе не больше 100 при давлении 180/100, порой 130/85, а раньше при приступах давление подскакивало до 240/150, пульс 145–150, теперь этого нет. Ушел геморрой, перестал болеть живот, кишечник стал хорошо работать (а то по неделе крепило). Не стало сводить руки и ноги.

Знакомая дала мне почитать книгу «Слово о Докторе». Я все нашла и купила все остальные и теперь читаю и каждый раз открываю для себя что-то новое. Купила и «Заочное лечение» в толстом переплете. Стала понимать многое, но, конечно же, не все.

Спасибо Вам, дорогой человек, что Вы есть, что Вы со мной. Теперь я Вас вижу, приехала к Вам и хожу на 3 серии сразу. Очень верю, и у меня очень большая Вера и Надежда на Вас и на себя. Как же Вы помогли мне! Я стала спокойная, уравновешенная, и стала беречь себя. Ваш образ теперь все время у меня перед глазами.

Я не забуду Ваш голос, Вашу музыку и наш Храм.»

12.08.2002, г. Тверь

А-019967; 24.09.1964 г. р., врач.

«Здравствуйте, доктор! По профессии я — врач. Приехала к Вам из Алтайского края. Заниматься по Вашим книгам стала с осени 2001 года. И всегда перед сеансом во время вхождения произносила: «Доктор, позволь мне пребывать рядом с тобой». И вот неожиданно эта фраза реализовалась, и у меня появилась возможность быть с Вами в Вашем уникальном Храме, да еще и две серии подряд. Приехала я к Вам в корсете, так как грыжа межпозвонкового диска в поясничном отделе не давала возможности длительно пребывать в вертикальном положении. Болезнь эта длилась с периодическими обострениями и периодами ремиссии в течение последних четырех лет. За это время присоединились эндокринные нарушения в виде мастопатии и эндометриоза. Хотя причиной этому еще служила и длительно существующая, не поддающаяся медикаментозному лечению хроническая инфекция мочеполовой системы. Так что с юных лет имела гастрит с пониженной секрецией, увеличенную вследствие перенесенного гепатита А печень и хронический гайморит. Почти постоянная ноющая боль в пояснице и левой ноге отягощала мою жизнь. К тому же я совершенно не могла иметь близость с мужчиной. Она усугубляла боль в спине. Свалилось это несчастье на меня именно тогда, когда я в первый раз в жизни по-настоящему полюбила человека...

Уже при заочном лечении ушла мастопатия. Причем я занималась по 6-й книге, так как основным страданием моим был позвоночник. Но грудь я обмывала заряженной водой. Здесь, на первой серии в марте-апреле, было и улучшение клиники болезни позвоночника, и с середины цикла вновь ухудшение. Но...с окончанием моего лечения на первой серии, к моей великой радости, грыжа исчезла. Я сейчас нахожусь на усовершенствовании в Медицинской академии постдипломного обучения и имею возможность отслеживать изменения в своем организме аппаратурно. Да и клиника сказала сама за себя: я забыла про корсет, могу целый день проводить на ногах без него. К началу теперешней серии значительно восполнились мышечный объем и сила моей полувысохшей левой ноги. А после первых четырех сеансов аппарат показал полное отсутствие миопатии, тонус мышц в норме. Улучшилось пищеварение, я даже позволила себе немного выпить на 9 Мая — и никаких последствий (а раньше бы случился спазм желудка на 1–3 дня). Эндометриоза тоже нет. Менструация прошла безболезненно и сопровождалась ощущением чистоты. Восстановился идеальный цикл — 28 дней...

Спасибо Вам, Доктор, не только за уход болезни тела и, может быть, даже не столько за это. Спасибо Вам за возрождение моей мечты о любви, еще об одном ребенке, которого я бы вынашивала уже совсем не так. Спасибо за обретенную возможность моего организма реализовать со временем мою мечту.

Я очень рада нашей с Вами встрече и благодарю Бога за Его безграничное милосердие. С любовью и огромным уважением к Вам, Ваша пациентка.»

05.2002, Алтайский край

РЕЗУЛЬТАТЫ ЗАОЧНОГО ЛЕЧЕНИЯ

Дорогой мой человек! Результаты заочного лечения пациентов в потоках Энергии Сотворения как части Мира Живой Вселенной, которые поступают ко мне ежедневно со всех уголков Планеты, убедительно говорят о том, что с того Дня и Часа, когда Человечество — а это значит каждый человек — осознáет и примет для себя Законы Вселенной, оно перестанет болеть, перед ним откроется Удивительный и Бесконечный Мир, и предстанет оно перед братьями по разуму, и начнется невиданный прогресс в его развитии, познании и освоении Мира.

А сейчас мы только в начале Пути к этому.

Вх. 6482 от 6.05.02; 17.01.1927, г.р., врач.

«Лечение начала в конце мая 2001 года, приняла около 100 заочных сеансов.

Жалобы: головокружение и шум в голове (2 года), судороги в кистях рук и в нижних конечностях, боли в желудке, изжога; в кишечнике всегда урчание, запоры; холодные нижние конечности (трудно согреть в постели), постоянно в обоих глазах плавание черных точек, особенно когда смотришь на снег; правая рука ограничена в отведении назад (после падения на правый плечевой сустав); правый коленный сустав ограничен в подвижности (спортивная травма, раздроблен мениск); папиллома под грудью, опущение внутренних органов и передней стенки влагалища.

После заочного лечения. 1. Прошла аритмия (в течение дня было по несколько приступов) — с мая ни одной таблетки и ни одного приступа. 2. Головокружение и шум в голове даже не заметила, когда ушли. 3. Запоров нет, урчание в животе прошло, изжогу снимаю водичкой. 4. Боли в желудке — редко, снимаю буклетом. 5. Папиллома уменьшилась, смазываю ее заряженным кремом. 6. Ноги стали теплыми. 7. Судороги год как не повторяются. 8. Мушки в глазах исчезли. 9. Правая рука отводится назад свободно, и нет болей. 10. Правая нога в коленке стала сгибаться до конца. Силы прибавилось на 30%. Для меня это очень важно, ведь я уникальная бабушка. Вот уже

50 лет я хожу на Волгу, на зимнюю рыбалку. Если после рыбалки 2 года я домой приезжала на такси, не было сил, то теперь каждый день рано утром в любую погоду (снег, ветер, мороз) я иду на уровне 40-летних мужчин 1,5 км с поклажей, которая весит немало, и возвращаюсь так же домой. Это же ЗДОРОВО! Летом 6 месяцев работаю у сына в саду (6 соток) практически одна...

Чувствую Энергию каждый раз, когда провожу сеанс. И вот когда я прошу добрую Энергию поднять мне внутренние органы и матку, у меня подтягивается живот, сокращаются мышцы живота, ягодиц, поднимается грудная клетка, вытягиваются в струнку ноги. Длится это 1—2 секунды, затем все расслабляется. Иногда это повторяется 2 раза в течение часа. После этого — приятное ощущение в пояснице.

В этом году зарядила на буклете семена и замочила их в заряженную водичку. Результат отменный: перцы взошли на 4-й день, арбузы также на 4-й день (в прошлом году через 2 недели). Поливаю растения тоже заряженной водичкой... Я пишу про себя, а думаю о Вас каждый день. Но ведь нас много, а Вы один на всех. Спасибо, что Вы есть, спасибо за то, что Вы делаете для нас — людей. Здоровья Вам на долгие годы. С глубочайшим уважением к Вам, Сергей Сергеевич, и с благодарностью за Ваше Учение.»

20.04.2002, Татарстан, г. Зеленодольск

Вх. 8527 от 23.07.02; 23.05.1923 г.р., врач.

«Количество сеансов, принятых к началу написания анкеты — 4 заочных сеанса по воскресеньям + 2 раза в день делаю энергетические упражнения из 1-й книги, пользуюсь буклетами и пью заряженную воду. Жалобы: боли в области сердца, отдают в левую руку (очень сильные в кисти и в пальцах) — ИБС, мерцательная аритмия (до 200 ударов), тахисистолическая форма; гипертония 2 ст., стенокардия, варикозное расширение вен, геморрой.

Результаты лечения: если с апреля по май у меня были постоянные приступы (тахикардии, аритмии), 11 раз вызывала «скорую помощь», пила горстями таблетки, то с 26 мая до 25 июня ни разу не вызывала «скорую», и приступов не было; таблетки пью очень редко, когда чувствую незначительное трепыхание сердца. Гипертония — давление нормализовалось в пределе 150/100, пульс 64–72 удара в минуту. Геморрой ушел через неделю. Варикозные вены стали спокойнее. Прошло еще очень мало времени, и трудно сказать о выздоровлении, но определенные подвижки в улучшении состояния есть...

Ваши книги мне подарила подруга, которая уже 6 месяцев занимается по Вашим книгам и имеет очень хорошие результаты. После ее рассказа я поверила в Вас и Ваше лечение. Я — верующий человек и прошу у Бога помощи Вам и исцеления себе. Огромное Вам спасибо.»

г. Челябинск

Вх. 8614 от 31.07.02; 9.06.1933 г.р., врач.

«Количество сеансов, принятых к началу написания анкеты: 46 заочных сеансов. Клинические диагнозы и результаты заочного лечения: 1. Остеохондроз шейного, грудного и пояснично-крестцового отделов позвоночника — почти не беспокоит, боли ушли (сплю на 3-х буклстах) на 80%. 2. Полиартрит обменно-дистрофического характера с выраженными остеофитами в коленных, голеностопных суставах и в мелких суставах стоп — коленные суставы объемные, деформированы, беспокоят боли и тяжесть в коленных и голеностопных суставах при спуске и подъеме по лестнице. Очень трудно сесть и встать с низкого стульчика. Болей при ходьбе нет. Лекарств не принимаю. Улучшения значительные. 3. Артрозо-артрит посттравматический правого тазобедренного сустава — болей нет, улучшение на 95%. 4. Шпоры пяточных костей и ахилловых сухожилий — болей нет в течение 3-х месяцев.

5. Выраженные косточки на больших пальцах ног и скрюченные пальцы левой стопы — не болят. 6. ИБС, гипертоническая болезнь 2–3 ст., атеросклеротический кардиосклероз — головной боли и боли в сердце нет. Беспокоит снижение зрения; шум в голове стал несколько меньше. Но держится АД: на правой руке 200/120–180/120, на левой руке — 140/90–130/80. Лекарств не принимаю. 7. ВСД, спазм сосудов головного мозга — сон отличный, улучшение значительное. 8. Тромбофлебит нижних конечностей, варикозное расширение вен нижних конечностей — за последние три месяца несколько раз только были судороги в нижних конечностях. Улучшения очень большие. 9. Хронический холецистит — улучшение на 100%, диету не соблюдаю, пью заряженную водичку. 10. Хронический пиелонефрит правосторонний, песок в почках — боли только при нагрузке. Анализ мочи: белок 0,033%, эритроциты до 10 в п/зрения, соли. Через 10 дней после начала заочного лечения — анализ мочи в норме. Лекарств не принимаю. 11. Герпес на копчике и ягодицах — улучшение на 100%. 12. Пародонтоз — кровоточивость десен, расшатался первый зуб на нижней челюсти спереди, болей нет. Отмечается улучшение.

Здравствуйте, милый, дорогой Сергей Сергеевич! Пишу Вам 3-ю анкету и не могу найти слов благодарности. За 10 месяцев общения с Вами и с Божественной Энергией я обрела такое здоровье, о котором не могла раньше даже мечтать. Пишу Вам и плачу. Сколько помню себя, я всегда куда-то спешила, бежала, летела, и это было до тех пор, пока я не приобрела Ваши книги. Но и сейчас я себя останавливаю, стараюсь спокойно смотреть на мир, но это удается с трудом и не всегда... После всех бед жизни я стала обращаться к Господу и просить прощения за все мои ошибки. Хожу в церковь, но не очень часто, дома молюсь утром и вечером ежедневно, за все благодарю Господа Бога. Я стараюсь повернуться к самой себе, заглянуть в свою душу и стараюсь жить по Заповедям Господа. Вечерами беседую с

Господом через Ангела и безмерно благодарна Господу, что помог мне узнать Вас. У меня самое Большое Желание, чтобы моя душа расправила свои крылья, распахнулась, пела, ликовала и радовалась, а я буду учиться жить в гармонии со Вселенной.

Я приобрела все Ваши книги, читаю и перечитываю их и каждый раз нахожу новое для себя. Жду с нетерпением Вашей новой книги. От всей души и сердца я желаю Вам здоровья, долгих и счастливых лет жизни. Да хранит Вас Господь и наши молитвы.

С уважением.»

19.08.2002, Казахстан, г. Алма-Ата

Вх. 4880 от 25.02.02.; 10.01. 1979 г.р., медсестра.

«Здравствуйте, дорогой наш учитель, наш Доктор! Спасибо за то, что Вы с нами и в беде, и в радости, спасибо за то, что Вы есть... Прочитав все Ваши книги залпом — я была в восторге! Вы открыли мне счастливый, бесконечный мир, Вселенную. Я всегда знала, что он есть, этот мир, но постичь его без Вас не смогла бы. Я часто в детстве разговаривала с ночным небом, со звездами, спрашивала у них: «А что там — дальше? Где кончается эта бесконечность?» А в ответ они мерцали. Дорогой Доктор, спасибо, что любите всех нас, как мать любит и лелеет свое родное дитя!...

Мои медицинские диагнозы: 1. Хронический тонзиллит (с 1996 года), по 2–3 раза в год болела ОРЗ, ОРВИ. 2. Эрозия шейки матки (обнаружена в 1997 году), болезненные менструации. 3. С детства повышенная нервная возбудимость. 4. Пальцы на руках трескались так, что не могла опускать руки в воду (кремы, витамины, даже перчатки не помогали).

... результаты, которых мы с Вами добились. 1. После прочтения первых двадцати страниц Вашей первой книги, к моему страшному удивлению, пальцы зажили и стали как у ребенка (ни трещин, ни сухости), а это для меня очень важно, так как у меня маленький ребенок. Я все боялась, что это ненадолго, но прошло уже 10 месяцев, а руки все такие же нежные, хотя я стираю и в порошке, и в мыле без перчаток! Спасибо Вам, Доктор! 2. Нет ангин, не болит горло как раньше, нет гнойных пробок. 3. Стала устойчива к ОРЗ, ОРВИ (последний раз болела в декабре 2000 года, тьфу-тьфу). 4. Я стала крепко спать, а при чтении Вашей книги просто отключаюсь через 2—3 минуты даже днем. 5. Повысилась работоспособность. И что для меня ново — я научилась любить себя. 6. У моего сынишки (май 2000 г.р.) сняли диагноз: водянка 1 ст. в июле 2001 года... 7. Мой малыш стал дольше и крепче спать с мая 2001 года — когда моя мама принесла впервые Вашу книгу. А с рождения он спал чутко, безрежимно: ночью кричит, днем — спит. Низкий Вам поклон за все, Доктор!»

г. Тольятти

Вх. 5336 от 25.03.02; 25.03.1938 г.р.

«Первую книгу купила в июне 2001 года. Приняла первый сеанс 11.11.2001, потом был перерыв, а в этом 2002 году приняла еще 6 сеансов. Зато энергетическую гимнастику блаженно делаю утром и вечером, пью заряженную водичку, часто пользуюсь буклетами, на 3-х сплю...

Может быть, я рано посылаю анкету, ведь Вы, Доктор, сверхзагружены. Поэтому расскажу о хорошем для меня, а Вы решайте, стоит ли читать дальше.

1. В правой почке был камень 2 см. УЗИ недавно показало, что его нет (!), лишь в лоханках песок.

2. После лучевой терапии в 1989 году по поводу рака шейки матки была, оказывается, язва — 2,5 см. Она проявила себя в марте 2001 года, вызвав кровотечение (боли дикие, как родовые схватки, до крика). В онкоцентре уролог энергично объяснил, что язва — это моя плата за жизнь, что лучевые ожоги не лечатся. Терпи! Оказывается, теперь язвы как таковой нет. Есть зарубцевавшееся пятно 1,5 см.

Каково! Это — буклет, который я носила в низу живота, почти не снимая.

3. Радуют набравшиеся сил пальчики. Они теперь удерживают веник сами, без упора в локтевом сгибе. А ночью заметила, что натягиваю одеяло без помощи локтей. Чудо! Я уже забыла такое!

4. Около месяца назад появилась почти постоянная тикающая боль в правом яичнике. Перечитывая книги, вспомнила про буклет. Помог! На следующий день вновь затикало. Снова — буклет. На 4–5-й день — тишина без буклета.

5. В столовой висит один буклет около года. У меня десятки лет сложное отношение к мужу, которое по-всякому пыталась преодолеть. Внешне у нас вполне приличные отношения: тихо, спокойно, кроме нечастых его гневных вспышек по пустякам. Меня это пробивало. Думаю, что молитва «Господи, сделай меня орудием...» сделала меня устойчивее, спокойнее, терпимее. То, что раньше повергло бы в слезы, теперь вызывает улыбку (большой ребенок, не понимает, что делает). Это — такая радость! Десятилетия ждала такого и дождалась благодаря Вам!

6. Судороги мучили 4–5 лет. А в этом году ни разу не подняли меня с постели ночью! Ура Вам, Доктор!

7. В спальне всегда холодно (печка, дом продувается) и вода холодная. И я гоняю ее во рту для согревания. Мне кажется, что во рту стало спокойнее, и не было обычных ангин.

8. Было недержание мочи. Еще одна радость! Укрепился мочевой пузырь до 3–4-х часов, а был не более часа, особенно ночью.

Энергетическую гимнастику я приняла как долгожданную. Думаю о ней и делаю ее с улыбкой. Вспоминаю себя юную — невесту в Ленинграде. С 1957 года я работала в Гостином дворе продавцом. Возвращалась на Петроградскую вечерами часто пешком по Марсову полю, Кировскому. Перед глазами встает шпиль Петропавловки, летом —

загорающие у ее стен, зимой — хрустящий, искрящийся снег под ногами. Когда я делаю энергетическую гимнастику, то вижу себя там, в то благословенное время и под душем Вашей целительной Энергии Сотворения. Это идет само собой...

Вы, Сергей Сергеевич, на столько вопросов мне ответили! Вы даже не представляете, как я счастлива Вами, хочется сказать: «Вся жизнь моя была залогом свиданья верного с тобой!»... Дорогой Сергей Сергеевич! Мне недавно подарили буклет с Вашим изображением на фоне голубого неба. Вы теперь всегда со мной! Вы — потрясающе красивый человек и мужчина!... Уверена, что с Вами мне удастся отбелить мою многострадальную душеньку. Она уже ликует и хочет каждому встречному сказать: «Всего Вам доброго! Удачного Вам дня!» Иногда и добрый ответ слышу...

Молитва в течение дня меня просветляет, помогает преодолеть мыслемешалку о житейском. Вы, как Христос, идете к болящим, скорбящим — теперь они могут вместить то, что говорит Посвященный XXI века. Ваша Весть кружит над миром, Ваши книги расходятся по рукам, их не хватает...

После вчерашнего заочного сеанса я еще больше воспрянула духом. Возможно то, что я больше недели пишу Вам свою исповедальную часть, -надцать раз перечитывая... Возможно то, что я все время с Вами разговаривала, Ваш портрет — передо мною. Это привлекло Энергию ко мне: я очень явственно на 7-м сеансе ощущала упругость между ладошками (чего раньше почти не было)! Кисти чуть онемели, потом сами потянулись к больному бедру, обняли его и замерли. Это было что-то! А теперь после энергетической зарядки я плавненько сажусь на диван, а до этого все время падала: так уставала и болела нога в суставах. Да, еще стала подвижной кисть правой руки. Почувствовала, когда наносила на шею крем. А ведь как сложно было вывернуть руки. Пальчики хорошо держат посуду и ручку, увереннее стали...

Еще раз всего Вам доброго, дорогой мой, удивительный, мудрый мой современник! Долгих лет жизни Вам, Сергей Сергеевич!»

18.03.2002, Латвия, хутор «Улитас»

Вх. 5432 от 27.03.02; 20.05.1930 г. р., последствия после атомной бомбы.

«Сергей Сергеевич, здравствуйте!... Книгу Вашу мне привезла племянница, и я сразу стала лечиться... Я облучена атомом на полигоне Семипалатинска, это Казахстан. Мы строили там железку, и в тот год испытывали атомную бомбу на поверхности... После того мы работать не могли, и с тех пор я стала болеть. Это, считай, с 30-ти лет все по больницам, по бабкам все лечилась. Анализы ничего не показывали, а я была больна. Врачи говорили, что видят, что больна, но не знают, чем. В общем, лечили меня, как я поняла, вслепую и в Актюбинске, и в Челябинске... Никто не мог мне дать точный диагноз. Сама обнаружила опухоль на матке, тогда сделали операцию, но неудачно — после 2 года все кровила. После двух лет воспалился гнойный аппендицит, сделали операцию. Стала немного набирать вес и немного кушать (хоть и без аппетита), хотела жить. И теперь Вы знаете, отчего я больна...

Когда стала пить Вашу водичку, настоянную на буклете, я стала хорошо спать, а то очень плохо спала. Стала хорошо кушать, появился аппетит, и пища стала вкусной; боже, какую я ела безвкусицу. Стал работать желудок, прошел геморрой, а то ходила в туалет всегда с болями и с кровью. Сейчас все хорошо, кишечник работает хорошо. Окреп мочевой пузырь, реже стала мочиться, ночью бывало пять раз схожу помочиться, а сейчас — когда один, а когда ни одного... Судорогой сводило ноги, сейчас этого нет, хожу легко, Сергей Сергеевич...

Как я благодарю Господа нашего, что Он и меня не обошел, дал знать о Вас. Мне всегда Господь помогает, я всегда с Ним, и Он со мной, спасает от смерти, указывает, чем лечиться. Прошу извинить меня за беспокойство, жизнь я прожила тяжелую, сейчас я рада, радикулит не так остро стал беспокоить — я ношу буклет на пояснице. Мой муж тоже пьет водичку и спит на буклетах.

Да благословит Вас Господь Бог наш, дай Бог Вам здоровья. Извините за сделанные ошибки в письме, учиться некогда было, кушать хотели — зарабатывали на кусок хлеба.»

Смоленская область

Вх. 5282 от 14.03.02; 7.10.1937 г.р.

«Здравствуйте, дорогой мой доктор Сергей Сергеевич! Вот год как я лечусь по Вашим замечательным книгам, без которых просто не мыслю своего существования. Все Ваши рекомендации по заочному лечению регулярно выполняю, умываюсь, пью водичку, заряженную на буклете, принимаю заочные сеансы, делаю ежедневно энергетическую гимнастику, все это помогает мне жить и избавляться от моих хронических болячек. Чувствую себя нормально, стала более спокойной, терпимой, но до полной гармонии всего осознанного еще далеко.

За этот год у меня исчезли натоптыши на правой ноге, которые меня так мучили; стали выпрямляться пальчики на руках, и постепенно рассасываются наросты на суставах, хотя пока сжать в кулачки руки не могу. Большая сенсация — я стала разговаривать, как все нормальные люди, а ведь я не говорила 14 лет, все шептала из-за диагноза — паралич голосовых связок был. Это ли не чудо, и все это Вы помогли, дорогой Сергей Сергеевич, это Ваша заслуга. Почти совсем прошли боли в левом плече и лопатке, и левая рука без всякого усилия движется при зарядке, а главное — не беспокоит. Уходит хронический бронхит, я только один раз за год болела. Все в семье болели гриппом, но меня Бог миловал. Головные боли редко беспокоят, и перестало закладывать уши. Волосы на голове почти перестали выпадать, а то почти сыпались при расчесывании.

Почки почти не беспокоят (у меня был хронический пиелонефрит)...

Я благодарю Господа нашего и Вас, дорогой Сергей Сергеевич, что на сегодняшний день имею такие результаты. Спасибо Вам за все то, что Вы делаете для нас, что Вы есть. Низкий Вам поклон от всего сердца и здоровья Вам.»

Челябинская обл.

Вх. 6043 от 22.04.02; 4.09.1935 г.р.

«Здравствуйте, Сергей Сергеевич! Я Ваша заочная пациентка, не могу не поделиться нашей с Вами победой. В ноябре я гостила в Москве, и дети подарили мне Ваши книги. Я их прочла и сразу вроде как сроднилась с ними, хотя еще всего не понимала, но меня страшно влекло к ним, снова перечитывала их. Меня беспокоит множество болячек, но более всего — пуповая грыжа, не могла без боли встать с постели. И вдруг в декабре 2001 года исчезает моя грыжа, успокоилась от боли печень. Вот я живу уже 4 месяца без грыжи. Нормализовалось давление. Ежедневно дружу с Энергией Сотворения — воистину Божественной. По воскресеньям занимаюсь вместе с Вами заочно, имею сильный контакт, потрясающий. К началу написания анкеты приняла 7 заочных сеансов...

Прошу Господа нашего за Ваше здоровье, благодарю Господа, что Вы есть у нас. Да хранит Вас Господь!»

г. Черкассы, Украина

Вх. 6466 от 7.05.02; 1.09.1935 г.р.

«Дата начала заочного лечения — 1 марта 2002 г. К началу написания анкеты приняла 110 заочных сеансов. Жалобы: два года тому назад начала сильно чесаться спина между лопатками и чуть ниже, особенно левая сторона... появились рыжие пятна... Начала ходить по врачам: прошла рентген, УЗИ, сдала на анализы кровь, мочу. Как будто бы все нормально. Кожа чистая, а чешется так, как будто там копошатся муравьи. Смазывала уксусом. Со временем начало тянуть, особенно левая часть спины. И вдруг через три месяца после похорон отца, в сентябре 2001 года, обнаружила сверху на левой лопатке увеличение или опухоль размером с половину куриного яйца, разрезанного по длине. Конечно, я запаниковала, ведь бабушка и тетя умерли от рака... Диагноз: остеома левой лопатки. После вторых родов, с 1962 года, беспокоит геморрой. Увеличена щитовидная железа (периодически пила чистотел, и она уменьшалась). Незначительная ишемия в области задней стенки...

За период лечения с 1 марта по 24 апреля 2002 года: 1. Исчез геморрой. 2. Уменьшилась щитовидная железа — шея стала ровной, а было утолщение в два пальца. 3. Самое главное — уменьшилась опухоль на левой лопатке. Еще чуть заметно. Слава тебе, Господи! И пребольшая благодарность Вам, Сергей Сергеевич! 4. Начали засыхать на шее бородавки. 5. В начале лечения сердце так тянуло, давило, что невозможно было лежать даже на правом боку. Я с 30-ти лет не могу лежать и трех минут на спине и на левой стороне. Сейчас сердце реже давит, тянет.

Дорогой Сергей Сергеевич! Пребольшая Вам благодарность за Ваши книги, за данную возможность познать Мир, Божественную Вселенную, себя. Да хранит Вас Бог.»

26.04.2002, Украина, Сумская обл., г. Ромны

Вх. 6951 от 23.05.02; 14.03.1927 г.р.

«К моменту написания анкеты приняла 14 заочных сеансов. Клинические диагнозы: панкреатит, тахикардия, гипертония, остеохондроз, варикозное расширение вен, артроз тазобедренного сустава правой ноги и колена. Результаты лечения: ушли — панкреатит, остеохондроз, варикоз, гипертония, уменьшилась тахикардия (врач сказала, что есть незначительная) где-то на 70% ушел артроз.

Дорогой Сергей Сергеевич, я очень Вам благодарна за Ваши книги, заочные сеансы, и Господу нашему, который посылает на Землю таких людей, как Вы... После заочных сеансов где-то 70% моих болячек ушло. Появились новые друзья, пишу стихи. Есть надежда, что у меня есть будущее. Молюсь Богу, чтоб больше было на Земле хороших людей. Это, знаете, такое большое дело у Вас в руках — помогать больным и немощным людям. Ваши книги я дарю своим друзьям, выслала на Украину, в Германию, на Дальний Восток родственникам. Дорогой Сергей Сергеевич, всего самого хорошего Вам, счастья, здоровья. Берегите себя, Вы очень нужны всей России и Ваши удивительные сеансы и проповеди. С уважением.»

Алтайский край, г. Барнаул

Вх. 5601 от 8.04.02; 20.02.1939 г.р.

«Здравствуйте, дорогой Сергей Сергеевич! Мысленно я уже давно Вам пишу, делюсь с Вами своей радостью и своими проблемами. О себе я напишу ниже, а сейчас хочу поделиться огромной радостью: внучка моя беременна вот уже месяц и две недели. Она замужем, ей 22 года, живет в Саратове, в семье мужа. Она приняла 10 очных сеансов, и Вы и Ваши помощники подарили нам такое счастье. Чем только ее не лечили и какие только гадости не говорили... Она и мы вместе с ней верили, что Вы поможете. Оксана перечитала все Ваши книги: они их покупают в 3-х экземплярах — мне, дочке моей и внучке, так как мы живем в разных местах. Боже, какой же у нее был счастливый голосок, когда она мне позвонила и сообщила эту радость. Дай Бог Вам и всем Вашим помощникам здоровья и счастья, замечательные вы люди, что дарите людям любовь, отдаете свои сердца.

А теперь о себе. Заочное лечение начала с 15 января 2002 г. Приняла 8 сеансов по 1,5–2 часа + энергетическая зарядка. Жалобы: киста левого яичника, постоянные головные боли (тряслась голова) с тошнотой и рвотой. Язва 12-перстной кишки. Запоры с детства. Постоянная отечность ног... Болезни эти очень угнетают (в жизни я очень энергичный человек), так хочется от них избавиться, так как ни наклониться без боли, ни быстро пойти.

Но у меня большие подвижки. Итак: 1. Язва молчит (хотя весна уже, и раньше всегда было обострение). 2. Стул еще совсем не наладился, но уже без крови и боли. 3. Голова не трясется, так немного бывает побаливает, но приступов нет. 4. Ноги в коленных суставах не болят (раньше всю ночь ныли, не знала, куда и как положить). 5. Почки пока не беспокоят (летом сделаю обследование обязательно). 6. Киста не проявляет никаких признаков (по-моему, она рассосалась, так как при выполнении энергетических упражнений вдруг в левом боку так запульсировало — и все боли ушли). Вы даже не представляете, дорогой мой человек, с какой радостью я все это пишу...

Два года тому назад я вижу сон, что я вошла в церковь пьяная, а когда священник попросил меня выйти, я оказалась в каких-то глиняных стенах, где светло, но нет выхода. Мне удалось найти узкий проход. Я вышла в темноту и не знала, куда идти. Вдруг вдали я увидела огонек и поспешила на этот огонек. Долго у меня не выходил этот сон из головы. И теперь я поняла, что это Вы — мой единственный огонек. Спасибо Вам за Ваше любящее сердце, за надежду и помощь, за жизнь, которую Вы возвращаете людям. Доброго Вам здоровья.

С уважением, Ваша заочная пациентка.»

Саратовская обл.

Вх.6520 от 30.04.02; 25.11.1971 г.р.

«Клинические диагнозы: бесплодие 1, нарушение менструального цикла, слабая овуляция, увеличение яичников и изменения правой маточной трубы, эндометриоз под подозрением, увеличение щитовидной железы, гастроэнтероколит, гипертония 140/100 — максимум, 130/80 — постоянно; запоры, остеохондроз. Результаты лечения: беременность 9 недель, гастроэнтероколит почти не беспокоит, давление 120/80, остеохондроз не беспокоит, запоры с 5-ти дней сократились до 3-х дней, голова почти не болит.

Здравствуйте, Сергей Сергеевич! Прошла 8 месяцев заочного лечения. Стараюсь выполнять все Ваши рекомендации. Из всех болезней меня больше всего беспокоили болезни по женской части. С 14-ти лет месячные идут через 31–41 день, базальная температура не поднимается выше 36,6. Срок моего бесплодия был — 1 год 10 месяцев. Я думаю, этот срок был бы больше, так как первый мужчина (мой муж) появился у меня только в 28 лет. Врач сказал мне, что с таким циклом шансы у меня были невелики. Мне прописали антибиотики и витамины. Потом гормональные таблетки. Через 6 месяцев такого лечения месячные почти прекратились. Предменструальный синдром увеличился до 10–15-ти дней. Меня постоянно тошнило, кружилась голова, прибавились сильные головные боли. Усталость была невыносимая. Спала по 12–14 часов в сутки. Аппетит отсутствовал, холод плохо переносила. Давление спонтанно поднималось, и еще многое, что можно перечислить.

Спасение пришло от Вас, Сергей Сергеевич! Я верила в Вас с самого начала и не ждала быстрых и легких результатов. На протяжении всего заочного лечения хронические болезни обострялись не раз и были моменты, когда я просто не знала, что делать. В январе месяце, впервые за 12 лет, я смогла прийти на работу (месячные почти безболезненные). В то же время в области печени и правого паха появились режущие боли. Сделала УЗИ: кроме хронического холецистита поставили еще хронический эндоцервицит половые органы — яичники не увеличены. Проделала спринцевание облепиховым маслом и кисломолочным продуктом — боли в низу живота стихли. В марте (через 7 месяцев заочного лечения) тест на беременность был положительным! Я не знала, радоваться или удивляться. (Ни базальная температура, ни цикл не изменились).

Сергей Сергеевич, большой спасибо Вам за помощь. Если бы не Ваши книги и добрые слова, меня бы сейчас не было (я многое недоговариваю и не пишу...) Я продолжаю делать Ваши упражнения и заочные сеансы.

До свидания. С уважением.»

г. Великий Новгород

Вх. 8048 от 27.06.02; 27.05.1943 г.р.

«Здравствуйте, дорогой наш человек Сергей Сергеевич! Пишет Вам инвалид 2-й группы с 1983 года... Занимаюсь заочным лечением с 3 октября 2001 года, приняла 505 сеансов, из них 36 воскресных. Дорогой наш Доктор, наш — это всей моей семьи и всех людей, поверивших в Вас и Ваши книги, в целительные буклеты, в целебную водичку, в Энергию Сотворения, в Ангела своего — каждого из нас и, конечно, в Бога! Дай Вам Бог здоровья и долголетия, пусть сбудутся все Ваши мечты и желания в Вашей трудной жизни, которая посвящена на благо людей всего мира!!! Дорогой Доктор, в сентябре меня парализовало (левую сторону)... Были адские боли, никогда не думала, что эту парализацию вытерплю, — онемевшая вся сторона, мышцы ничего не чувствуют, а боль адская... И вот 3 октября заходит женщина, ей 71 год, садится на стул около меня, достает Вашу книгу и говорит: «Дарю тебе книгу, читай, пей водичку и клади буклет с нее на себя. Поверишь этой книге, купи еще и лечись». Я все сразу сделала, как она сказала... Через три дня у меня было уже шесть книг, заочный сеанс я уже провела сидя на стуле, все время заглядывая в книгу, что как делать... Может, что и не так делаю, но Энергию я все время чувствую: если с кем-то я начинаю говорить о Ваших книгах, о Вас, я вся покрываюсь гусиной кожей и меня трясет, как будто я мерзну, а во время сеанса Энергия проходит сверху вниз.

А теперь о лечении за период с 3 октября 2001 года по 11 июня 2002 года:

1. Через неделю — 11 октября — я уже с палочкой вышла на улицу и отвела внучку в детсад.

2. Лекарств не употребляю после двух недель лечения.

3. В декабре после двух месяцев лечения у меня появился пульс (был не слышим даже врачами). Я сразу к внучечке, ей 4 годика, у нее тоже пульс стал в норме (бился как у воробышка).

4. На третьем месяце лечения у меня поднялись желудок и печень, она выходила из-под ребер, нельзя было нагибаться (сейчас только побаливает — там лежит буклет). У внучки стали реже кровотечения из носа, полипы в носу прошли (выходили козюлями каждый день 2,5 на 0,5 см, такие большие). Утром и вечером я закапывала ей водичку, и она пьет водичку «лечебную» (так она называет заряженную воду), под нею вот уже семь месяцев 3 буклета в кроватке.

5. В январе у меня стали сильно мерзнуть ступни ног, как будто изморозь из них выходит, но сейчас теплые, особенно на буклете из книги «Заочное лечение» — просто жар идет снизу и до макушки, и пот всю прошибает...

Я надеюсь на улучшение: раны закрываются на ногах, ходить легче, тазобедренная грыжа почти не болит, работоспособность отличная. А главное — душа. Я стала спокойнее относиться ко всему, что происходит не только вокруг меня, но и в моей семье. Я стала снова улыбаться, мурлыкать песенки, и внучечка стала смотреть на небо, на тучки. Остановится и говорит: «Мама, посмотри, какое голубое небо». Она меня мамой уже год называет*. И я верю, что Бог нам даст через Вас здоровья, долгой жизни, счастья и благополучия, дорогой наш Доктор. Всего Вам хорошего в Вашем нелегком труде на благо людей. А мы постараемся выполнять все Ваши рекомендации. Спасибо за все, Сергей Сергеевич.

г. Армавир, Краснодарский край

---

* Женщина воспитывает внучку сама, потому что мать ее пьет, а отец — наркоман. — *Примеч. ред.*

Вх. 8183 от 5.07.02; 7.08.1941 г.р.

«Здравствуйте! Милый, добрый, всем очень дорогой Человек, Сергей Сергеевич! Я читаю Ваши книги с 10 декабря 2001 года. По заболеваниям я — хроник в любой области болячек. Я не делаю того, что надо бы делать, я только читаю книги, заряжаю и пью водичку, умываюсь ею, прикладываю буклеты на больные места. Хочу описать, что происходит со мной. 1. Прошло не более 5-ти дней, как я читала книги, и однажды, придя с работы, я так захотела сала, луку, черного хлеба, что я решила: будь, что будет, а я буду есть. И до сегодняшнего дня я ем все, в том числе и жареное, а это главное для меня; я могла есть только каши и супы. 2. В ноябре у меня на щитовидке определили два узла, а в январе 2002 года делали УЗИ — все тихо, опухолевых образований нет. 3. На руках у меня были такие пигментные пятна из-за внутренних болячек, что я просто поражалась, откуда они, ведь всю жизнь тело, кожа были чистыми. Сейчас пятен нет. 4. Кишечник у меня не работал с детства. Я всю жизнь — с мешком слабительных. У меня были такие запоры или поносы, что я теряла сознание. Сейчас я имею стул каждый день, крайне — через день. 5. У меня появился сон — ровный, с 12.00 ночи до 5-ти часов утра. Я сплю, и мне вполне хватает, встаю бодрой и про лекарства забыла. 6. Раньше у меня был кашель с 70-х годов. Как только начинаю разговаривать, меня душит. Я и не заметила, как он ушел, — мне мои знакомые напомнили. Я так радовалась. 7. У меня стенокардия и ишемия сердца. Последнее время я задыхалась, одышка мучила при любом подъеме. Сейчас пошла — вызвали — сделали кардиограмму — доктор сказал, что лекарства сейчас мне пить не надо. 8. Поджелудочная была увеличена, и я ничего не могла есть, а сейчас все спокойно, и я питаюсь всем, что имею. 9. Была горечь во рту годами, а лучше сказать десятилетиями. Сейчас нет, бывает изредка, но я виновата сама. 10. 30 апреля у меня заболел зуб, и я уже договорилась со знакомыми, чтобы 1 мая мне его удалили, он даже потемнел. Но когда я собралась это сделать, вспомнила про водичку и начала полоскать. До сегодняшнего дня к врачу не обращалась. 11. В 60-е годы я попала под пожар, и у меня сгорели волосы, брови, ресницы. Волосы как-то восстановились, а вот ресницами и бровями я была недовольна. А сейчас, мне кажется, у меня растут ресницы, и они стали гуще. Я очень этому рада! Это моя мечта: иметь брови, ресницы и бедра и улучшить строение живота. 12. Однажды я открыла дверь в квартиру, и в коридоре у меня загорелся свет. 13. Я захожу в комнату, беру пульт, чтобы включить телевизор, но не нажимаю на кнопку, а на экране появляется та программа, которую я хочу видеть. 14. У меня очень жестокий сын. Вот уже месяц хожу к нему, приношу ему еду (он не работает, ему 40 лет). В этот раз пришла, а он говорит: «Спасибо». Я сначала думала, что ослышалась. Но вот вчера я четко слышала, что сказал «спасибо, мама», и такие глаза не жестокие стали. 15. У сына не работал телевизор, я отдала в ремонт, но, в силу своей доверчивости, не проверила, привезла к нему, а он не работает. Я ему сказала, что все в порядке, чтоб успокоить, а сама думаю: «Ну как же так можно!» Прихожу в следующий раз, а телевизор работает, и вспомнила женщину, которая в Вашей книге рассказывала о газовой плите. 16. У меня есть участок, и я за 12 лет построила сарайчик. У меня его никто никогда не взламывал, а в этом году взломали. Я ни за что так не переживала, как за шланг для полива (я его купила в прошлом году, а так носила воду ведрами). Я не пошла туда, наверное, целый месяц — не хотела себя расстраивать, а когда пришла, то была поражена — замок взломан, а все в целости и сохранности. Я была счастлива! 17. Я уже давно живу одна, да и с мужем жили плохо из-за его пьянок и жестокости. Я вжилась в эту жизнь, смирилась, считала, что все хорошее не для меня. Но вчера позвонила женщина и сказала, что она хочет познакомить меня с мужчиной, непьющим, работящим. И знаете, Сергей Сергеевич, я раньше всем отвечала: «Нет, что вы, я уже старая». А тут вдруг я ответила: «Я согласна». А сама мысленно обратилась к Вам и попросила: «Если он добрый, пошлите, пожалуйста, его ко мне. Мне нужно только одно, чтоб у него была чистая душа. А что с моей стороны — я отдам все, лишь бы было хорошо...»

Сергей Сергеевич! Я каждый день читаю Ваши книги, пусть страницу, 50, 100 листов, но читаю. И я очень счастлива, что Господь за все мои беды подарил Вас. Спасибо Вам за то, что Вы ЕСТЬ, за то, что Вы с нами! Храни Вас Бог! Я каждое утро целую Вашу фотографию и молю Бога, чтоб у Вас было здоровье. До свидания. Целую.»

Калужская обл., г. Малоярославец

Вх. 8707 от 31.07.02; 26.12.1926 г.р.,

инженер, полковник в отставке.

«Здравствуйте, уважаемый Сергей Сергеевич! 50 лет я искал ответ на вопрос, как Бог мог управлять вселенскими процессами. Закончил Военно-политехническое училище, Академию тыла и транспорта. На основе материалистического понимания мира ответа не находилось. Лет 8 назад узнал, что Иисус Христос определил понятие Бог как дух. Я понял, что дух — это Вселенский разум. Все встало на место, когда из Ваших книг узнал, что существуют две Вселенные — Божественная и Физическая, созданная и управляемая Вселенским Разумом. Вторым открытием, вытекающим из Вашего Учения, стало реальное чувство управления потоками Энергии Сотворения собственной мыслью. Чувством радости наполняется сердце и сознание при чтении Ваших книг и при выполнении упражнений, рекомендованных в книгах. С появлением Ваших книг (особенно десятой) я окончательно освободился от чувства обреченности, навеянного онкологическим заболеванием.

Заочное лечение начал 27 августа 2000 года. Общее количество сеансов, принятых к началу написания анкеты, — 700 заочных сеансов. Мои результаты:

— Постинфарктный кардиосклероз — стало лучше (менее 10% ушло)
— Стенокардия 2 ст. — стало лучше (менее 10% ушло)
— Аденома предстательной железы — 20% ушло
— Рак правой почки (гипернефроидный процесс) — рост остановлен
— Плоскоклеточный рак множественной формы — удалено 2 опухоли
— Зрение +5 — 20% ушло, стало +4
— Правосторонняя паховая грыжа — без улучшений
— Плохой слух — ушло 5%
— Слабое обоняние — ушло 10%
— Склероз сосудов головного мозга — ушло 20%
— Нарост микоплазм под ногтевыми пластинками больших пальцев ног — ушло 60%
— Ожоговые шрамы верхних фаланг пальцев рук — ушло 5%
— Белизна волос головы — ушло 5%
— Боль в корнях зубов (их всего 6 осталось) — ушло 20%
— Поры лица и носа — ушло 20%
— Солнечные ожоги на голове — ушло 20%
— Прибавилось сил, улучшились память и зрение. Готовлю заочное лечение в соответствии с рекомендациями, изложенными в книге «Заочное лечение».

В этой части обращения к Вам я на конкретных примерах покажу динамику и эффективность лечения по Вашему методу. 1. До заочного лечения в области солнечного сплетения были сильные боли. После лечения в течение 2,5 месяцев боли ушли. Произошло это как-то образно: вечером перед сном лежа почувствовал падение ниже солнечного сплетения (вниз) трех камней величиной с куриное яйцо каждый; почувствовал сильное облегчение. Боли не возвращались. 2. Тяжелое заболевание сердца: инфекционный миокардит — 1982 год. Инфаркты миокарда — осень, 1985 год. Поражена задняя стенка левого желудочка. Четыре микроинфаркта с 1995 года по конец 1999 года. Поражены задняя и боковые стенки левого желудочка.

Было головокружение. Ночью ходил в квартире неустойчиво, держался за стены, двери, шкафы. С нагрузкой отдыхал через каждые 100–150 метров. После семи месяцев заочного лечения (один-два и даже три раза в день по 1–1,5 часа каждый сеанс) я в течение 6-ти часов заборонировал 0,08 га участка огорода. Состояние здоровья ухудшилось, но восстановилось. 3. До заочного лечения были боли в области предстательной железы. Ночью приходилось вставать 4–5 раз. Днем было 10–12 позывов. После полутора лет заочного лечения значительно уменьшились боли, ночью встаю 2–3 раза. Днем позывы сократились до 5–6 раз. 4. Хорошие подвижки с памятью. Я вспоминаю имена людей и места событий 50–60-летней давности. 5. Заметно улучшилось зрение. Вот с этих строк я пишу без очков*. 6. Уменьшились приступы стенокардии по силе и частоте. Отказался от нитроглицерина и других лекарств. Приступы стенокардии снимаю уменьшением нагрузки...

Я благодарю Господа Бога за то, что послал нам на Землю такую надежную опору. Спасибо Вам большое, Сергей Сергеевич, за такой тяжкий труд и заботы о нас. Пусть хранит Вас Бог долгие времена.»

10.07.2002, с. Красный Хутор, Белгородская область

---

* Далее почерк стал чуть мельче, но такой же понятный и правильный. — *Примеч. ред.*

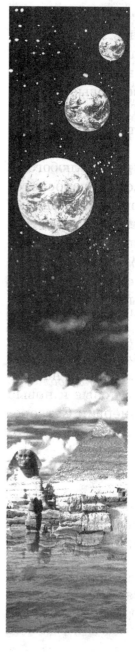

ВМЕСТО ЗАКЛЮЧЕНИЯ

Дорогой мой человек! Я надеюсь, что эта книга не только станет для тебя добрым и надежным помощником в преодолении болезни, но и расширит твои представления об энергетическом лечении. В каждой своей книге я хочу показать тебе, что нет безвыходных ситуаций, — есть человек, который или хочет их преодолеть, или нет.

Для того чтобы вырваться из замкнутого круга, который, как правило, создан самим человеком, необходимо найти слабое звено, необходимо найти источник беды. А для этого нужны не только знания, для этого прежде всего требуется желание, стремление и готовность обретать эти знания. Далеко не каждый человек готов к такой борьбе за себя. Мы с тобой знаем очень многих людей, которые будучи здоровыми, сильными, одаренными, довольствуются в этой жизни малым. И конечно, когда болезнь приходит к такому человеку, она довольно быстро и полностью овладевает им. Он неспособен бороться за себя, потому что не привык этого делать. Пусть другие борются, а он, как всегда, понаблюдает и обязательно покритикует. Но критикуй не критикуй, болезнь развивается, захватывая и уничтожая все новые и новые клетки, ткани, органы и системы. Тогда, возможно, для таких людей и наступает момент истины, только вот сил уже не остается...

В этом мире болезнь может обрушиться на любого — на сильного и слабого, на маленького и взрослого. И именно болезнь, как ничто и никто другой, показывает человеку, насколько он способен ее преодолеть, насколько он способен осознать себя и «увидеть» «корневую систему» своей болезни, которую необходимо уничтожить, вырвать, насколько он способен понять, чтó нужно взращивать в себе, чтобы, уничтожая болезнь, не уничтожить себя.

Сегодня несколько миллионов людей взяли в руки мои книги в надежде преодолеть болезнь. И я хочу помочь им встать на Путь борьбы, а вставшим на него и уже идущим я буду открывать все новые и новые грани этой удивительной Силы — Энергии Сотворения — и воистину безграничные возможности человеческого организма.

А-019966; 27.04.1949 г. р.

«Здравствуйте, Необыкновенный ДОКТОР Сергей Сергеевич! Принимаю очное лечение впервые с 21 мая 2002 года. Заочное лечение принимаю с марта 2001 года.

Я приехала из Риги, где работаю продавцом в книжном магазине. Ваши книги стали появляться у нас в продаже с августа 2000 года. Они очень нужны людям, которые отчаялись получить помощь в лечении у врачей, особенно если заболевания хронические и связанные с возрастом. Ваши книги не нуждаются в рекламе, их можно просто показать человеку, и он сразу же чувствует, что книги написаны для него. Ваши книги нужны все большему количеству людей. Их дарят друзьям и знакомым как самый ценный подарок, молва о них передается из уст в уста. Очень многие Ваши заочные пациенты получают облегчение от болезней и веру в лучшее для себя и своих детей. Ваших заочных пациентов можно узнать по глазам — они наполнены светом, надеждой. Потихоньку, часто со слезами, они рассказывают о чудесных проявлениях действия Божественной Энергии Сотворения. У одной женщины после операции на легком, облучения и химиотерапии (возраст 82 года) улучшились анализы крови и врач развела руки: «Чем Вы лечились?»; у другой при чтении книги встала на место матка; третья спасла человека от состояния обморока, приложив Ваш буклет сначала к его груди, а потом к спине...этих случаев очень много. Некоторые Ваши пациенты уже написали Вам о своем заочном лечении, но многие еще не успели. Все мы, Ваши заочные пациенты, желаем Вам доброго здоровья на много-много лет и ждем Ваших новых книг!

Я начала свое заочное лечение с того, что купила книгу и приложила буклет из нее на больной крестец. Боль ушла, было ощущение мягкого тепла. Я начала читать книги, но это до сих пор мне делать тяжело из-за слез. Ваши книги обострили во мне ощущение необходимости каждого человека, какой бы он ни был, каждой травинки, каждого животного. Я огорчаюсь, видя яркие упаковки товаров, — ведь на одного человека в год «производится» до 30 тонн мусора. Я волнуюсь, что всей красоты нашей Планеты уже не увидят будущие поколения, она исчезает на глазах. Я не хочу, чтобы Господь разуверился в возможности спасти Планету и нас, Человечество!

Я понимаю, что надо начинать с себя. И я знаю, почему Ангел привел меня к Вам! Только Ваши книги и только

Ваше лечение помогут мне преобразиться! А если изменюсь я, укреплю свой духовный стержень, изменятся мои близкие, изменится и моя жизнь! Я свято верю в это!

Сергей Сергеевич! У меня текут слезы благодарности к Вам за Вашу любовь ко мне, такой, какая я есть, за Ваше благородное сердце, отданное высокой цели, за Вашу чуткую музыку, за Вашу высокую интеллигентность и за Ваш прекрасный русский язык, по которому я соскучилась!

Мое главное желание: «Найти свой Путь и реализовать его!» Благословите меня, пожалуйста!»

13.06.2002, г. Рига

Первый заочный сеанс — начало
А-0181745; 1.03.1939 г. р.

«Здравствуйте, дорогой Сергей Сергеевич! Я не сразу решилась купить Ваши книги. Целый год ходила возле них, возьму — посмотрю и говорю себе: «Нет, сложно мне будет заниматься по книге». И так несколько раз. Другие книги брала:..., где все вроде бы просто, но через 10 дней бросала лечение — это было не мое. Но время, видно, пришло и Ваши книги купить, и мне достались 3, 4, 5-я книги. Вашими книгами я решила лечить простуду. Одну книгу положила на грудь (так как был сильный кашель), вторую под голову, а третью читала. И так их меняла периодически в течение 3-х дней. Прочитала залпом, останавливаясь и задумываясь над некоторыми главами. Почему так происходит, и почему мы так живем, не зная о структуре нашего организма?

А в воскресенье я приняла первый заочный сеанс. Сделала это так: легла, одну книгу положила под голову, а вторую на сердце, третью на живот. Я не знала, как должна идти Энергия, но чувствовала и видела с закрытыми глазами, как она охватила меня потоками, как волны шли и омывали меня. Это было такое !!! что я не могу выразить словами, и я уснула крепким сном. Наутро я встала, мне было легко, кашля не было, умылась и пошла готовить завтрак;

включила телевизор, посмотрела сказку (я их люблю смотреть) и прошло 2—2,5 часа времени. Пошла убирать в комнате и увидела слуховой аппарат на столике. Я схватила руками свои уши — нет шума в голове — и говорю: «Боже мой! Я СЛЫШУ, СЛЫШУ!!!» Это была такая радость, что я заплакала и начала ходить по комнате... Простуда у меня прошла, и я не болею уже в течение года; наладился стул — доходило до клизмы; геморрой не беспокоит, а хирург предлагал операцию; колено перестало опухать, и я хожу без боли. Постоянно кровили десны, болели — чего только я не делала; оказалось, нужно полоскать заряженной водичкой и делать пальцем массаж десен — сейчас не кровят мои десны. Закапывала в правый глаз водичку, и прекратилось мелькание точек...

В последние годы я пережила тяжелые трагедии — трагически ушли в мир иной мама, отец и внук. Я стала метаться по сектам, чтобы успокоить себя. Болезни стали наваливаться на меня вдвойне — спина болит, шея ноет, слух потеряла совсем, кишечник не работает. Искала утешения в сектах, ходила в церковь, но утешения для сердца не нашла. Я всю жизнь мечтала и думала о том, что появится человек, который будет не только лечить, но и откроет Душу мою. Она же у меня закрытая за семью замками. Мечта моя осуществляется. После приобретения Ваших книг начинает оживать Душа. Особенно тронула 8-я книга до глубины сердца — читая ее, я постоянно плачу.

Это Вы, Сергей Сергеевич, посланный нам всем, одаренный от Господа не только лечить болезни, но и души людей, а также дающий и пробуждающий надежду и Веру в будущее, в жизнь без болезней. Да хранит Вас Бог. Берегите себя.»

12.2001, Республика Хакасия, Саяногорск

1019979; 29.12.1937 г. р.

«Здравствуйте, уважаемый Сергей Сергеевич!... Для меня полным потрясением стал мой первый заочный сеанс. Во время упражнения по укреплению сердечно-сосудистой системы сомкнулись пальцы и... началось чудо: меня будто кто-то взял за плечи, потянул немного вправо, вперед, а затем очень ощутимо вверх, затем поднялся подбородок, потом я поймала ощущение, что ноги поехали по полу. В итоге я приняла «позу сидящего фараона» с очень ощутимым, почти болезненным ощущением натяжения мышц и связок вдоль всего позвоночника. В такой позе я просидела минут 10, а потом меня отпустило. Эта процедура повторилась дважды. Оба эти раза побаливало сердце, и меня поворачивали, распрямляли, тянули очень бережно, нежно, щадяще.

Во время других заочных сеансов тоже были очень интересные ощущения: то вдруг начинались сокращения брюшного пресса с такой силой и скоростью (но без боли), как будто пытаются подтолкнуть вверх печень (повторить подобное вне заочного сеанса не получилось, хотя во время сеансов было несколько раз); то возникало ощущение, что внутри меня штопор нежно и мягко тянет вверх матку, как пробку из бутылки (а ведь именно после этого прошло начинавшееся недержание мочи!).

Да, вот еще что интересно. Я чуть-чуть простыла, появилось поверхностное покашливание. Во время упражнения по укреплению сердечно-сосудистой системы меня буквально заставили лечь на колени грудью, опустить голову ниже колен и кашлять до тех пор, пока я не выкашляла немного из легких. После этого только мне было позволено выпрямиться! То вдруг я начинаю оттягивать по-гимнастически носки ног, и при этом мне не сводит судорогой внутренний свод стопы (я не могла безбоязненно делать это еще со школьной скамьи, несмотря на занятия спортивной гимнастикой с 13-ти до 20-ти лет).

Уважаемый Сергей Сергеевич! Как хорошо, Господи, и светло становится на душе от одной мысли, что я прикоснулась ко всему этому... Спасибо Вам огромное. Да Хранит Вас Господь.»

28.01.2002, г. Санкт-Петербург

Борьба за жизнь длиною в жизнь

А-019818; 1938 г. р.

«Здравствуйте, дорогой наш Человек! Вот я и в Питере, исполнилось мое первое желание. Я приехала с Украины, г. Днепропетровск. О Вас, дорогой Сергей Сергеевич, я узнала от совершенно незнакомого человека — посоветовала почитать книги. Я сейчас мало чему верю, но Ваши Книги (они действительно живые) я читала и «видела» Вас, »разговаривала» с Вами и рыдала от радости, что Бог послал на нашу Землю такого Человека, как Вы. У меня было одно желание — увидеть и услышать Вас, что практически было невозможно. Было много «но»... И все сложилось так, и я поняла, что помощь пришла не зря. Ангел помог, и я здесь... Я уже 2 раза была на Вашем сеансе, и оба раза слезы текли рекой, я не могла их остановить. Примите мою исповедь:

Здоровья моего хватило бы на 3 жизни. Я в прошлом спортсменка, велогонщица, веселая, жизнерадостная оптимистка. Что бы ни случалось в моей жизни, я говорила, что ничего страшного, могло быть и хуже, продержимся лет 20, а там и наши подойдут, и еще продержимся. Родилась я в Оренбургской области. Жила там, где свежий воздух и здоровая еда. В 18 лет переехала в Днепропетровск. Здесь все и началось. В 19 лет, я еще девушкой была, 31 декабря 1957 года сделали операцию — разрыв правого яичника. Операция длилась 6 часов, была большая потеря крови. Меня предупредили, что аппендицит очень плохой, нужно удалять. Сразу 2 операции делать было нельзя. Со спортом рассталась, так как на тренировках теряла сознание от болей в правом боку. В апреле 1963 года снова операция, привезли с аппендицитом; операция длилась 3 часа, так как удаляли еще и спайки. Я в это время была беременной — 1,5 месяца. Все прошло нормально. И вот 7 января 1979 года по «скорой» привезли в больницу с жуткими болями в животе. Подозревали непроходимость. Готовили на операцию и повредили прямую кишку клизмой — внесли инфекцию. Разрезали — непроходимость не подтвердилась. 8 дней была очень высокая температура — 39,8 и 40, развился некротический паропроктит. Были такие боли, что я теряла сознание. Как я еще не свихнулась, я не знаю. Прямая кишка гнила. Назначили операцию, чтобы отключить прямую кишку, сделали «вывод». Очень долго лечили, и в результате выгнил весь сфинктер. Прямая кишка стала срастаться. Я лежала в больнице 1 год и 4 месяца.

Из Днепропетровска меня отправили в Москву. Иссекали стриктуры через 2—3 месяца. Помогало ненадолго. Бужами раздирали прямую кишку, а она упорно зарастала. Через 8 месяцев назначили операцию, чтобы закрыть «вывод». При операции обнаружили, что кишечник не почистился, и хирурги закрыли «вывод» внебрюшинным методом. Сказали, что другого выхода не было. Таким образом, кишку пришили к брюшной стенке. Проходимость в сигме — 12 мм, а внизу — 13 мм. Сами понимаете, какой «стул» может проходить через такие отверстия. Я рада, что хоть больше не срастается кишка. В течение 3-х лет я ежедневно по 1 часу в ванной при помощи тонометра надувала буж, который мне сделал муж, и растягивала отверстие. И в таком режиме я держусь уже 23 года. Сфинктер наружный зияет, внутреннего нет. Ежедневные клизмы. В общем, жидкий стул не держится, а сформированный не выходит. Все бы ничего, жить можно. Мне 63 года; при таком раскладе, зажилась на этом свете, надоело это все. Но живьем в могилу не ляжешь, да вроде бы еще и рано. Но эти клизмы меня добивают. Я по 2 часа сидела в туалете и выдавливала эти камни через влагалище. Меня охватывал ужас, что будет со мной, когда я не смогу это делать сама? Как говорят: »Есть Бог на свете».

Мне Бог послал Ваши книги. Я читала и плакала от радости, что есть такая Энергия Сотворения, которая помогает безнадежным больным. Прочитав Ваши книги, я ста-

ла делать упражнения, пила водичку, спала на 3-х буклетах и молилась. И убедилась, что Энергия Сотворения работает!!! Операция «Клизма» стала проходить за 40 минут.
Я просила Бога, Вас и Ангела, чтобы помогли мне.

Благословите меня, Доктор, пройти этот тяжелый и
сложный путь. Еще раз прошу Вас простить меня за мою
писанину, волнуюсь и плачу, с любовью и уважением.»

31.07.2002, г Днепропетровск

Путь к Доктору — осознание Пути

М-019576; 17.06.1963 г. р.

«Здравствуйте, уважаемый Доктор Сергей Сергеевич! Впервые я услышала о Вас от своей соседки.
Однажды встретила ее совершенно ликующую: «Ты представ-
ляешь, я еду на сеансы Доктора Коновалова». Я тогда только мысленно удивилась: сама она хороший врач и зачем-
то едет к другому врачу. Тогда это я воспринимала именно
так. Прошло 2 года ее очного и заочного лечения. В прошлом году, вернувшись с Ваших сеансов, она пришла ко
мне. Я открыла дверь и остолбенела: передо мной стояла
совершенно молодая женщина (ей 64 года). У меня был
шок. Я смотрела на нее и удивлялась: передо мной был совершенно другой, счастливый человек. Она стала рассказывать о Вас. Я верила и не верила.

Прошло некоторое время, и у меня разболелись вены,
обострилась варикозная болезнь вен. Ходить я не могла.
И тут соседка дала мне первую Вашу книгу и буклет. Это был
июль 2001 года. Я прочитала книгу на одном дыхании.
Понимала, что читать нужно медленно, но не могла. Стала
делать энергетические упражнения и «зонтик». При вра-
щении головой — голова страшно кружилась, приходилось
останавливаться или за что-то держаться. Это были первые ощущения. Потом, стоя на буклете, я чувствовала, что
меня пронзают тысячи иголочек. Спустя 2 месяца, в

октябре, появились новые ощущения. При выполнении «зонтика» я чувствовала, как что-то давит в центр головы, как будто чувство тяжести, распирания. Прошел еще месяц. Никаких изменений в здоровье я не ощущала, а потом поняла, что они есть. Я стала увереннее в себе, внутренне стала успокаиваться, меньше раздражалась, улучшился сон. Я поняла и уверилась, что рано или поздно, но обязательно буду здорова. Я поверила в Вас, Доктор, в силу Энергии Сотворения, поверила в себя.

Во время первого заочного сеанса в воскресенье из моих глаз безостановочно текли слезы. Это были слезы благодати. 14 лет я страдаю варикозным расширением вен... (пациентка перечисляет все свои проблемы). Уже очень долгое время меня беспокоят проблемы, связанные с гинекологией...Когда приходила к участковому гинекологу, то читала на ее лице неудовольствие и нередко слышала: »Опять ты? Ты должна пить гормоны постоянно». И все! И я перестала к ней ходить. Посещаю врача диагностического центра, врача гинеколога-эндокринолога. Она оптимист, этим оптимизмом она заряжает и меня. Я поверила ей. 2–3 раза в неделю на протяжении 5-ти месяцев я делаю полный комплекс упражнений по Вашей книге «Женские болезни». Утро начинаю с молитвы, потом энергетическая зарядка, »зонтик». Вечером (2–3 раза в неделю) — комплекс упражнений из книги «Женские болезни»; заканчиваю упражнением на вены (руки под коленными чашечками). В остальные дни по вечерам тоже делаю энергетические упражнения и «зонтик». Еженедельно воскресный заочный сеанс. Пью заряженную водичку, заряжаю на буклетах фолиевую кислоту, витамины, гомеопатию. Сплю на 3-х буклетах. Я знаю, что обязательно буду здорова и сумею создать семью...

Живу с родителями. Это все, что у меня есть. Поддерживаю их буклетами, рассказываю о Вас. Где-то в конце февраля я перестала понимать то, что я делаю, перестала по-особому чувствовать Энергию. И тогда я поехала в Санкт-Петербург. Этот город всегда заряжает меня энергией. Но в этот раз я ехала к Вам. Я должна была Вас увидеть. 11 марта я была на одном единственном сеансе. Выйдя после сеанса, я сказала: »Я хочу попасть сюда еще. Я хочу продолжать лечение». Я стала рассказывать о Вас на работе, знакомым, друзьям. Мое желание исполнилось. Я посещаю сеансы в утренней и вечерней группах. Я приезжаю из Москвы на один день во вторник (сеансы утром и вечером) и на два дня — пятница и суббота. К сожалению, не смогу быть 7 и 8 июня, так как принимаю экзамены. А с 11 июня до конца серии буду жить в Санкт-Петербурге.

Соседка, которая в свое время привела меня к Вам, боялась, что за эти поездки я растеряю Энергию. Я тогда ей сказала, что нет, этого не будет. И сегодня она мне говорит: «Я думала, что ты не выдержишь, а ты как-то вдруг помолодела». Из этих поездок я привожу буклеты и воду родным и сотрудникам. У мамы очень болят вены. Я приложила буклет, она протирает вены теплой водичкой заряженной и ей чуть-чуть, но лучше. Родители спят на буклетах. Книги я им читаю вслух. Пьют водичку. Это уже хорошо. Я с огромным удовольствием вхожу в наш Храм, в нем тепло Душе, в нем люди добрые. Я плакала, когда вышли во вторник два мальчика, у которых почти ушел детский церебральный паралич. Спасибо Вам, Доктор! После первых трех очных занятий лучше стала видеть, стала жизнерадостнее, оптимистичнее. Исчезло чувство страха. Я постоянно работаю над собой.

Теперь я знаю, я хочу в это верить, что буду здорова и обязательно создам семью. Очень прошу принять меня, считать своей пациенткой. А впрочем, я уже с Вами, я в нашем Храме. Спасибо Вам.»

31.05.2002, г. Москва

Путь становления пациента Доктора
А-019776; 23.09.1948 г. р.

«Здравствуйте, дорогой Сергей Сергеевич! Вот и закончился 10-й сеанс. Я долго сидел в зале и не мог успокоиться. В глазах стояли слезы. Я видел Вас и Ваши слезы! И когда я вспоминаю, слезы снова стоят в глазах. В конце сеанса я встал последним, просто не зная, куда себя отнести. *(Комментарий автора: в конце каждого цикла лечения мы подводим итоги. Последняя группа пациентов — это те, кто не может отметить положительных результатов лечения).* Но сейчас я твердо знаю, что подвижки есть. Есть, дорогой доктор!

Теперь я встану не в последней группе. А самое главное — накатили такие чувства, которые я просто не могу описать. А нужно ли их описывать? Я говорю: "До свидания", но не Вам, а очным сеансам. Свидание с Вами будет продолжаться каждый день. В самой первой записке я подписался — Ваш пациент. Я ошибся. Теперь я знаю, что чтобы так называться, нужно много над собой работать. Я беру эти слова обратно. Теперь я буду упорно работать и добиваться результатов (а они будут!), чтобы потом можно было сказать смело и гордо: «Ваш пациент» или «Я пациент Доктора Сергея Сергеевича Коновалова!!!»

С. С. КОНОВАЛОВ
серия «КНИГА, КОТОРАЯ ЛЕЧИТ»

Книги по лечению отдельных систем организма
(в каждой книге помещен целительный Энергетический буклет)

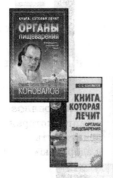 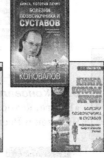 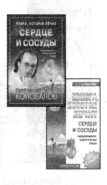

С. С. Коновалов
«Книга, которая лечит. Органы пищеварения»

С. С. Коновалов
«Книга, которая лечит. Женские болезни»

С. С. Коновалов
«Книга, которая лечит. Болезни позвоночника и суставов»

С. С. Коновалов
«Книга, которая лечит. Сердце и сосуды»

Заказать книги можно, **направив заказ по адресу** «Книга—почтой»: 195197, Санкт-Петербург, а/я 46, Богатыревой Е. Н.
Книги высылаются только наложенным платежом!
Информацию о ценах см. на стр. 255
Целительные буклеты не высылаются.

Телефон издательства «прайм-ЕВРОЗНАК»:
(812) 327-10-42, 140-34-45

По вопросам приобретения книг оптом обращайтесь
по тел.: Москва: (095) 215-32-21, 215-08-29
Санкт-Петербург: (812) 183-52-86, 146-71-80

Фирменный магазин в Москве: Краснопролетарская ул., д. 16,
тел.: (095) 973-90-68

С. С. КОНОВАЛОВ
серия «КНИГА, КОТОРАЯ ЛЕЧИТ»
Основные книги информационно-энергетического Учения*
(в каждой книге помещен целительный Энергетический буклет)

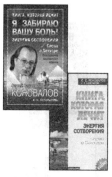

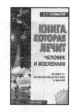

С. С. Коновалов
«Книга, которая лечит. Человек и Вселенная»

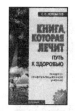

С. С. Коновалов
«Книга, которая лечит. Путь к здоровью»

С. С. Коновалов, Е. Богатырева
«Книга, которая лечит. Я забираю вашу боль. Энергия Сотворения. Слово о Докторе»

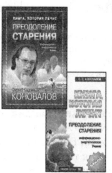

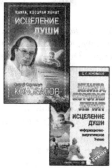

С. С. Коновалов
«Книга, которая лечит. Преодоление старения»

С. С. Коновалов
«Книга, которая лечит. Исцеление Души»

* Информационно-энергетическое Учение излагается Доктором во всех книгах, но его основы наиболее полно и систематично представлены в данных книгах. — *Примеч. ред.*

Заказать книги можно, **направив заказ по адресу «Книга—почтой»**: 195197, Санкт-Петербург, а/я 46, Богатыревой Е. Н. **Книги высылаются только наложенным платежом!** Информацию о ценах см. на стр. 255

С. С. КОНОВАЛОВ
серия «КНИГА, КОТОРАЯ ЛЕЧИТ»
Основные книги для заочного лечения*

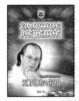

«Заочное лечение»

Книга большого формата, издана только в твердом переплете. Она является основным методическим пособием для заочных пациентов. Книга содержит как теоретический материал — руководство по проведению заочных сеансов, так и практический — полный комплекс энергетических упражнений. Отдельная глава посвящена ответам Доктора на вопросы заочных пациентов. Особый раздел составляют Проповеди Доктора. В книге помещен цветной целительный Энергетический буклет.

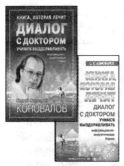
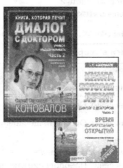
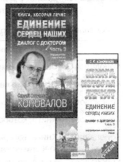
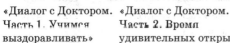

«Диалог с Доктором. Часть 1. Учимся выздоравливать»

«Диалог с Доктором. Часть 2. Время удивительных открытий»

«Единение сердец наших. Диалог с Доктором. Часть 3»

Книги изданы и в мягкой, и в твердой обложке. Эти книги представляют собой разговор Доктора с заочным пациентом. Это и ответы Сергея Сергеевича на многочисленные вопросы людей, принимающих заочное лечение, и дальнейшее раскрытие основных положений информационно-энергетического Учения, и освещение некоторых тем, наиболее волнующих пациентов Доктора. В каждой книге помещен целительный Энергетический буклет.

Информацию о ценах см. на стр. 255

_____

* Внимание! В процессе заочного лечения не следует ограничиваться только этими книгами. Необходимо тщательное изучение всех написанных Доктором книг. — *Примеч. ред.*

СЕРИЯ «КНИГА, КОТОРАЯ ЛЕЧИТ»

Книги в мягкой обложке

Коновалов С. «Книга, которая лечит. Энергия Сотворения»	192 с.	40 р.
Коновалов С. «Книга, которая лечит. Органы пищеварения»	192 с.	40 р.
Коновалов С. «Книга, которая лечит. Женские болезни»	192 с.	40 р.
Коновалов С. «Книга, которая лечит. Путь к здоровью»	224 с.	40 р.
Коновалов С. «Книга, которая лечит. Человек и Вселенная»	192 с.	40 р.
Коновалов С. «Книга, которая лечит. Болезни позвоночника и суставов»	160 с.	40 р.
Коновалов С. «Книга, которая лечит. Преодоление старения»	192 с.	40 р.
Коновалов С. «Книга, которая лечит. Исцеление Души»	192 с.	40 р.
Коновалов С. «Книга, которая лечит. Сердце и сосуды»	256 с.	40 р.
Коновалов С. «Диалог с Доктором. Часть 1. Учимся выздоравливать»	192 с.	40 р.
Коновалов С. «Диалог с Доктором. Часть 2. Время удивительных открытий»	224 с.	40 р.
Коновалов С. «Единение сердец наших. Диалог с Доктором. Часть 3»	256 с.	40 р.

Книги в твердом переплете

Коновалов С. «Заочное лечение»	448 с.	280 р.
Коновалов С. «Я забираю вашу боль!»	400 с.	210 р.
Коновалов С. «Книга, которая лечит. Сердце и сосуды»	256 с.	145 р.
Коновалов С. «Книга, которая лечит. Органы пищеварения»	256 с.	145 р.
Коновалов С. «Книга, которая лечит. Болезни позвоночника и суставов»	224 с.	145 р.
Коновалов С. «Книга, которая лечит. Преодоление старения»	256 с.	145 р.
Коновалов С. «Книга, которая лечит. Исцеление Души»	272 с.	145 р.
Коновалов С. «Диалог с Доктором. Часть 1. Учимся выздоравливать»	256 с.	145 р.
Коновалов С. «Диалог с Доктором. Часть 2. Время удивительных открытий»	256 с.	145 р.
Коновалов С. «Единение сердец наших. Диалог с Доктором. Часть 3»	272 с.	145 р.

Заказать книги можно, **направив заказ по адресу «Книга—почтой»:**
195197, Санкт-Петербург, а/я 46, Богатыревой Е. Н.
Книги высылаются только наложенным платежом.
Целительные буклеты не высылаются.

Цены указаны без учета расходов на почтовые пересылки
и действительны до 1 сентября 2004 года.

По вопросам приобретения книг оптом обращайтесь
по тел.: Москва: (095) 215-32-21, 215-08-29
Санкт-Петербург: (812) 183-52-86, 146-71-80
Телефон издательства «прайм-ЕВРОЗНАК»: (812) 327-10-42, 140-34-45
Фирменный магазин в Москве: Краснопролетарская ул., д. 16, тел.: (095) 973-90-68

ДОРОГОЙ ЧЕЛОВЕК, ДОРОГОЙ ЧИТАТЕЛЬ!

К моим книгам обращаются в основном больные люди. Их внимательно читают те, кому неизлечимая болезнь преградила жизненный Путь и от кого в силу известных обстоятельств и причин отказалась традиционная медицина. Мне это хорошо известно, мне это понятно, потому что именно такой пациент приходит ко мне в зал.

Я понимаю и знаю, что, прочитав книги и особенно выписки из историй болезни моих пациентов, некоторые из вас сразу, без промедления собираются в дорогу ко мне на лечение. Делать этого не надо и поступать так опрометчиво не стоит. На сегодняшний день очень трудно попасть к нам на лечение, потому что возможности наши ограничены количеством мест в залах. Поэтому надо заранее через своих знакомых, друзей, живущих в нашем городе, приобретать абонементы. Другого пути нет. Я прошу вас делать именно так.

Главное для вас — мои книги. Они живые, они вносят в ваш дом и вашу жизнь Поля Энергии Сотворения. Относитесь к ним бережно, не просто читайте их, а старайтесь «впитывать» каждое слово, каждую фразу, особенно из примеров выздоровления моих пациентов. Принимайте заочные сеансы, делайте энергетические упражнения, и процесс выздоровления пойдет и у вас. Я получаю много писем с хорошими результатами и знакомлю вас с ними в каждой из своих книг.

В своих письмах ко мне прошу каждого из вас присылать мне результаты своего заочного лечения (заполняя анкету заочного пациента), а не просто рассказывать о себе и своих проблемах. Кроме того, если у вас возникают вопросы, связанные с лечением или с постижением информационно-энергетического Учения, пишите мне об этом. Эти вопросы-проблемы лягут в основу следующих моих книг из серии «Диалог с Доктором». Я постараюсь осветить волнующие вас темы более полно, чем это можно было бы сделать, отвечая лично каждому из вас.

Пишите по адресу:

192289, С.-Петербург, до востребования,
Доктору С. С. Коновалову

Справочная служба нашего Центра работает ежедневно,
кроме выходных, с 11.00 до 17.50 по московскому времени.
Тел.: (812) 233-10-02 (может быть изменен), 178-76-49

СПРАВОЧНАЯ СЛУЖБА НЕ ЗАНИМАЕТСЯ БРОНИРОВАНИЕМ АБОНЕМЕНТОВ!

Спасибо. Доктор С. С. Коновалов